In uns selbst liegen die Sterne unseres Glücks.

Heinrich Heine

Inhalt

Auf dem Weg zum Glück

Egal wie alt wir gerade sind, der Wunsch nach einem zufriedenen, glücklichen Leben ist tief in uns verankert. So hielt schon der griechische Philosoph Aristoteles das Glück für das höchste Gut, das wir um unser selbst willen anstreben. Genauso wie Willam James, ein Gründervater der wissenschaftlichen Psychologie, der den Hauptgrund im menschlichen Leben darin sah, glücklich zu werden. **Auch neuere Studien belegen, dass das Streben nach Glück für Frauen (und Männer) aller Altersgruppen nach wie vor das wünschenswerte Lebensziel Nummer eins ist.** So nannten zum Beispiel Studentinnen in einer international durchgeführten Studie auf die Frage, was ihnen im Leben am wichtigsten sei, „Glück" am häufigsten. Erst danach folgten Gesundheit und Reichtum.

Auch für Frauen in zweiten Lebenshälfte bleibt das wichtigste Ziel im Leben glücklich zu sein. Dabei ist das Älterwerden auch für Frauen ein Prozess, der früher oder später, mehr oder weniger beschwerlich in den Alltag eingreift. Je älter man wird, desto mehr schwinden die Kräfte, der Freundeskreis wird kleiner und was einst im Handumdrehen erledigt war, ist mitunter mit großen Mühen verbunden. Man könnte deshalb davon ausgehen, dass das Glücksniveau schwindet, je älter man wird. Die gute Nachricht: **Sämtliche Studien bestätigen, dass sich Frauen im Alter glücklicher fühlen als in jungen Jahren.**

Die Chancen auf ein langes, gesundes und glückliches Leben stehen für Frauen heutzutage besser denn jemals zuvor. Während Frauen, die um das neunzehnte Jahrhundert herum geboren wurden, im Durchschnitt nur knappe vierzig Jahre alt wurden, konnte man als 1930 Geborene im Durchschnitt bereits seinen sechzigsten Geburtstag feiern. Heute geborene Mädchen dürfen sich sogar über rund dreiundachtzig Jahre Lebenszeit freuen. Irgendwann einmal werden Frauen (und vielleicht auch Männer) im Durchschnitt alle ihren hundertsten Geburtstag feiern. Ein langes

Leben allein ist allerdings noch kein Garant für ein glückliches Altern. Zwar gibt es für ein langes, gesundes und glückliches Leben keinen Automatismus, es gibt jedoch viele Möglichkeiten, seinem ganz persönlichen Altersglück so nahe wie möglich zu kommen.

In den letzten Jahren hat sich die Zahl der Glückratgeber rasant erhöht. So zeigt Amazon nach Eingabe des Doppelbegriffs *„Ratgeber Glück"* über 90.000 Titel an. Viele dieser Ratgeber enthalten jedoch nur allgemein gehaltene Ratschläge oder sind esoterisch angehaucht. Zudem entbehren die in diesen Ratgebern angeführten Behauptungen meist jeglicher empirischen Grundlage. Um dieses Buch von solchen Ratgebern abzugrenzen, sind alle Aussagen mit wissenschaftlichen Studien untermauert, die Sie im Studien- und Literaturverzeichnis am Ende des Buches finden. Sämtliche angeführten Tipps und Übungen werden von Expertinnen in der psychologischen und psychotherapeutischen Arbeit mit Klienten in der Praxis angewendet. Die Fragebogen und Tests entsprechen wissenschaftlichen Kriterien oder stammen von ausgewiesenen Fachleuten.

Mein besonderer Dank gilt an dieser Stelle Frau Mag. Dr. Beate Guldenschuh-Feßler, Diplom-Psychologin, Verhaltenstherapeutin und Autorin, für ihre tatkräftige Unterstützung und die Genehmigung, die in ihrem Buch: *„Jeden Tag glücklich! Positive Psychologie für mehr Glück und Lebensfreude"* angeführten Inhalte hier wiederzugeben.

Begeben Sie sich auf eine Reise zum Glück und finden Sie heraus, was Sie persönlich glücklich macht. Ich wünsche Ihnen viel Freude auf Ihrem Weg zum Glück!

Ihre
Nadja Kühnlieb

Psychologie des Glücks

Was ist Glück?

Das Wort Glück wird meist mit vier verschiedenen Bedeutungen verwendet: Als Glücksfall, der häufig und oft unerwartet kommt. Als ein angenehmes Erlebnis von kurzer Dauer. Als ein angenehmes Erlebnis von langfristiger Dauer und als ein stabiles Gefühl der Zufriedenheit. Glück und Zufriedenheit als Ausdrücke werden auch in der Glücksforschung immer wieder synonym verwendet, wobei manche Wissenschaftler den Begriff des Glücks eher vermeiden, da sie ihn für zu unspezifisch und zu ungenau halten. Auch die Bundesbürger differenzieren zwischen Zufriedenheit und Glück: In einer Studie aus dem Jahr 2003 bezeichneten sie sich zu 60 Prozent als „sehr zufrieden", aber nur zu 34 Prozent als „sehr glücklich". Dabei gilt für 60 Prozent: „Ohne Glück keine Zufriedenheit und ohne Zufriedenheit kein Glück." **Aus diesen Gründen hat sich in der Glücksforschung auch anstelle des Ausdrucks Glück der Begriff des subjektiven Wohlbefindens etabliert.** Dieser setzt sich aus den folgenden drei Beschreibungen zusammen:

- dem Vorhandensein von häufigen und meist kurzfristigen positiven Gefühlen, wie zum Beispiel Freude, Heiterkeit oder Dankbarkeit,
- der längerfristigen Lebenszufriedenheit
- sowie der Abwesenheit von negativen Aspekten wie Traurigkeit, depressiver Verstimmung, Stress oder Wut.

Der Begriff des subjektiven Wohlbefindens ermöglicht es auch, kurzfristige Glücksaffekte und länger anhaltende Lebenszufriedenheit auseinanderzuhalten. Dabei besteht durchaus ein Zusammenhang zwischen kurzfristigen Glücksepisoden und der längerfristigen Lebenszufriedenheit. So werden als glücklich eingeschätzte Erlebnisse und Zeiten im emotionalen Gedächtnis abgespeichert. Erinnert man sich an die Gesamtheit dieser positiven Lebenserfahrungen, ergibt sich daraus das Maß für die eigene Lebenszufriedenheit. Die Bilanz unserer **Lebenserfahrungen ergibt dann die Lebens-Zufriedenheit.**

Es ist schwer, das Glück in uns zu finden,
und es ist ganz unmöglich, es anderswo zu finden.

Nicolas Chamfort

Wie verläuft das Glück beim Altern?

Den Verlauf von Glück und Zufriedenheit während unseres Erwachsenenlebens beschreibt die Glücksforschung mit einem „U". Demzufolge erreichen wir unseren ersten Höhepunkt mit Anfang zwanzig, nachdem wir uns unsere Freiheit erkämpft haben, die Welt uns offen steht und wir positiv in die Zukunft blicken. Dieses Glücksgefühl hält einige Jahre an; doch ab dem 30. Lebensjahr scheinen die Familienplanung, Partnersuche oder der steigende Karrieredruck unsere Zufriedenheit zu beeinträchtigen.

Ihren Tiefpunkt erreicht die Glückskurve im Alter zwischen 40 und 50 Jahren, der vermeintlichen Blütezeit unseres Lebens. Obwohl es von außen vielleicht nach Bilderbuchglück ausschaut, im Inneren bröckelt oft die Fassade. Denn unter dem Streben, den Kindern die bestmögliche Ausbildung zu finanzieren, den nächsten Schritt auf der Karriereleiter zu tun oder beim nächsten Halbmarathon mit Bestzeit über die Ziellinie zu laufen, leidet nicht selten das Glück. Auch viele Frauen erleiden während dieser Lebensphase die ersten Rückschläge. Das Karriereziel wurde nicht erreicht. Der Job wegrationalisiert. Die Kinder werden flügge, die

Ehe scheitert. Wirtschaftswissenschaftler David G. Blanchflower hat Umfragen von 500.000 Menschen aus 132 Staaten zum Glücksgefühl ausgewertet. Sein Ergebnis: **Der Glückstiefpunkt liegt bei 47 Jahren.** Dies sei weltweit zu beobachten, so Blanchflower.

Ab Anfang 50 steigt die Zufriedenheit wieder an und erreicht oft **in den letzten Lebensjahrzehnten einen erneuten Höhenflug.** So hat man als 60ig-Jährige mitunter noch 25 oder mehr aktive und vitale Jahre vor sich. Es ist vergleichbar mit einer 35ig-Jährigen, die ihr vor sich liegendes Leben bis zur Rente betrachtet, da kann man viel erleben. Man hat nun die Möglichkeit noch über viele Jahre sein Leben so zu gestalten, wie man es sich immer vorgestellt hat. **Das „Erlebensglück" erreicht eine neue Dimension.**

Der nächste Wandel im Glückserleben wird, je nach Vitalzustand, vielfach ab dem 70. bis zum 80. Lebensjahr erfahren. Man wird gelassener. Ruhiges Staunen und Überlegen nehmen mehr Raum ein und eröffnen eine Quelle von Glücksmomenten. Der Flug einer Biene im Frühling, das sanfte Hinuntergleiten eines Laubblattes im Herbst, das Lauschen des Wasserstrahls eines Springbrunnes, all diese Betrachtungen können für Glückserfahrungen sorgen. Auch der Wert der Familie nimmt meist noch einmal zu. Das stolze Betrachten der eigenen Kinder und Enkel wird als Garant dafür gesehen, dass die eigene Lebensbilanz positiv ist. Während der letzten Dekaden unseres Lebens verändert sich zunehmend unsere Denkweise. **Wir „müssen" nicht mehr, wir „dürfen"**: Aufstehen, wenn der Wecker klingelt, in der Hochsaison verreisen, die Schimpftiraden des Vorgesetzten nicht mehr ertragen müssen und so weiter. Alltägliche Dinge, die zu ignorieren einen Befreiungsschlag darstellen kann. Diese Erkenntnis und die damit wachsende Gelassenheit sind zwei der Eigenschaften, die Menschen mit zunehmendem Alter erwerben und sie mit einer gewissen Nonchalance durchs Leben schreiten lässt. **In vielen Untersuchungen hat sich gezeigt, dass die Lebenszufriedenheit im Verlauf des Älterwerdens in der Regel sehr stabil ist.** So geben mehr als drei Viertel der Menschen zwischen 70 und 85 Jahren an, mit ihrem Leben zufrieden zu sein. Bei den jüngeren Menschen liegt der Wert etwas darunter. Das verwundert, zumal man annehmen könnte, dass Erkrankungen, Beeinträchtigungen der körperlichen Bewegungsfreiheit oder der Verlust des Partners oder befreundeter Personen die Zufriedenheit mit dem eigenen Leben einschränken müssten. Das Altwerden hat ohne Frage seine Tücken.

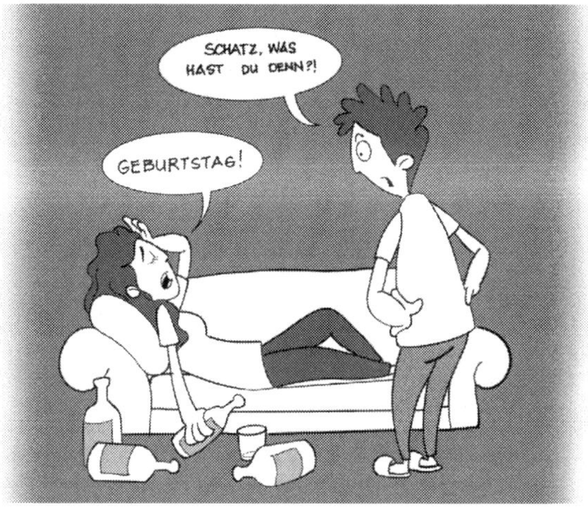

Und doch zeigen Studien immer wieder, dass ältere Menschen glücklicher sind als jüngere. Dieses Phänomen ist auch bekannt als **„Paradox des Alterns“**: Der Körper mag abbauen, doch der Seele geht es mit jedem Lebensjahr besser, eine gewisse Leichtigkeit scheint einzuziehen. Das bestätigt auch der Neurowissenschaftler und Autor Daniel Levitin. In seinem 2020 erschienenen Buch *„The Changing Mind“* hat er Daten der Weltgesundheitsorganisation aus mehr als 60 Ländern und hunderte Studien - unter anderem aus Harvard und Journals wie „Nature“ - ausgewertet. Sein Fazit: **Am glücklichsten ist man mit 82 Jahren.** Für die Zufriedenheit im hohen Alter nennt er als Gründe: Die veränderten chemischen Vorgänge im Nervengewebe des Gehirns und die Psychologie. Mit 82 realisiere man, dass man zahlreiche Dinge überstanden hat, die einen zuvor gestresst haben. Im Alter werden die „zu hohen Erwartungen“ der Jugend neu justiert, und man erkennt, „dass das Leben ziemlich gut ist“.

Fünf Gründe,
warum Sie sich auf das Alter freuen sollten:

1. In der zweiten Lebenshälfte kommt erneut das Glück

Die Glücksforschung nennt einen hufeisenförmigen Verlauf des Glücks im Leben. Demnach sind wir mit Anfang 20 am glücklichsten. Danach geht es bis zum Tiefpunkt, der Midlife-Crisis, abwärts. Ab Anfang 50 steigt unser Glück und wir können im hohen Alter wieder so glücklich wie mit 20 werden – oder sogar ein tieferes Glück empfinden, wegen der Lebenserfahrung, die wir gesammelt haben.

2. Entlastung und Zeit für sich

Die Leistungen und Strapazen eines Berufs- und Familienlebens sind größtenteils gemeistert. Leistungsdruck, Erwartungen, Verantwortung oder immerwährender Klinsch mit Kollegen und dem Vorgesetzten sind passé. Stattdessen hat man Zeit für sich und für die Familie, ohne großer Verantwortung.

3. Wir werden klüger und gelassener

Was hat man nicht alles schon erlebt, wenn man auf 50, 60, 70 Jahre zurückblicken kann? Genug, um besonnen zu sein, Dinge anders einzuordnen, mehr Verständnis für einige Menschen aufzubringen und weniger negative Emotionen an sich heran zu lassen.

4. Wir nehmen Veränderungen hin und machen das Beste draus

Offenbar gelingt es uns im hohen Alter besser, Veränderungen hinzunehmen und uns anzupassen. Wir entsagen unrealistischen Zielen und konzentrieren uns auf das, was wir realisieren können. Diese Art der Anpassung ist eine sehr wichtige Fähigkeit, die uns dabei hilft, glücklich zu werden.

5. Wir setzen Prioritäten besser

Wenn der erste Höhepunkt des Glücks im Leben kommt, wissen wir in den meisten Fällen nicht, was uns wirklich nachhaltig glücklich macht und setzen vielleicht falsche Ziele und Prioritäten. Nach Höhen mit Anfang 20, einer Midlife-Crisis und vielen anderen wertvollen Erfahrungen können wir uns im Alter auf die Dinge besinnen, die für uns am meisten Bedeutung haben.

Sind Frauen glücklicher als Männer?

Frauen haben eine höhere Lebenserwartung als Männer, sie gehen meist früher in Rente und nur sie können Oxytocinschübe erleben, wenn sie ihr Baby an die Brust drücken. Sind Frauen daher glücklicher als Männer? **Studien stellen in der Tat immer wieder fest, dass sich Frauen glücklicher fühlen als Männer.** Amerikanische Forscher fanden 2012 durch eine Langzeitstudie heraus, dass ein Grund dafür in den Genen liegt. Das Forscher-Team um Henian Chen von der University of South Florida untersuchte 193 Frauen und 152 Männer über einen Zeitraum von 30 Jahren – dabei wurden Genanalysen und viele Befragungen zu verschiedenen Lebensbereichen – wie Erziehung, Religion und Beziehungen –

durchgeführt. Die Wissenschaftler stießen während der Analysen auf eine positive Wirkung des Gens MAOA, das bisher nur als „Krieger-Gen" bekannt war und vor allem mit negativen Folgen wie Alkoholismus, Aggression oder unsozialem Verhalten in Verbindung gebracht wurde. Es hemmt nämlich die „Wohlfühl-Botenstoffe" wie Serotonin und Dopamin im Gehirn, welche die Zufriedenheit des Menschen wesentlich beeinflussen. Wenn dieses Gen wenig aktiv ist, bleiben viele dieser Glücks-Botenstoffe erhalten – und genau das war bei den untersuchten Frauen vorwiegend der Fall. Frauen, bei denen die Gen-Variante wenig aktiv war, waren viel zufriedener und glücklicher. Obwohl die Gen-Variante auch bei Männern wenig aktiv sein kann, beeinflusst es ihre Stimmung trotzdem nicht. Henian Chen und seine Kollegen vermuten, dass das männliche Geschlechtshormon Testosteron den positiven Effekt des Gens zerstört.

Auch andere Studien zeigen: **Frauen sind weltweit tendenziell glücklicher!** Auch und gerade im Alter fühlen sich viele Frauen glücklich. In einer groß angelegten Studie des britischen Sozialforschungszentrums beteuerten zwei Drittel der durchschnittlich 57 Jahre alten Frauen, glücklicher zu sein als in der Menopause. Mehr als die Hälfte erlebe mehr Spaß und bessere Beziehungen, auch intime.

Wie aber passt zusammen, dass, über den Globus hinweg, viele Studien Frauen als glücklicher ausweisen, ihre Neigung zur Depression aber um mehr als das Doppelte höher ist? Wissenschaftler führen dies darauf zurück, dass Frauen Emotionen intensiver erleben. Die depressiven Tiefs scheinen durch intensivere Hochs ausgeglichen zu werden. Zwar erleben Frauen und Männer annähernd gleich viel positive Emotionen, jedoch erleben Frauen Emotionen um rund 13% intensiver. Der Grund wird darin vermutet, dass Frauen rollenbedingt häufiger in emotional sensiblen Tätigkeiten, wie zum Beispiel der Kindererziehung, engagiert sind.

Schließlich sind Frauen auch bei einigen Komponenten der emotionalen Intelligenz im Vorteil. Sie erkennen zum Beispiel die Emotionen anderer schneller. In einer Studie wurden Männern und Frauen jeweils 33 Millisekunden lang glückliche, neutrale und traurige Gesichter vorgelegt. Frauen identifizierten die Emotionen treffsicherer. Die Forscher führen dies zum einen darauf zurück, dass ihre Spiegelneuronen in Face-to-Face Interaktionen aktiver sind, zum anderen, dass sie evolutionär darauf programmiert sind. So war es für unsere mütterlichen Vorfahren ein Vorteil, den emotionalen Ausdruck ihres noch nicht sprechenden Nachwuchses schnell einschätzen zu können.

Welchen Nutzen hat das Glücklichsein?

Glücklich sein lohnt sich. Das zeigen die Studien der Positiven Psychologie und der Glücksforschung. In glücklichen Stimmungen sinkt der Cortisolspiegel, weiten sich die Blutgefäße, schärft sich das Spektrum der Sinne, erweitert sich das Repertoire der Ideen, wird es wahrscheinlicher, anderen Menschen Gefälligkeiten zu erweisen, und unwahrscheinlicher, anderen gegenüber neidisch oder feindselig zu werden.

Glückliche Menschen

- leben länger und haben ein leistungsfähigeres Immunsystem
- verursachen weniger Verkehrsunfälle
- sind effizienter bei der Arbeit und erfolgreicher im Beruf
- lernen leichter, schneller und nachhaltiger
- sind weiser und kreativer
- haben vielfältigere Sozialbeziehungen
- zahlen ihre Steuern lieber

Macht Geld glücklich?

Ob Geld überhaupt glücklich macht, ist eine der in der Glücksforschung seit Langem und am intensivsten untersuchten Fragen, mit der sich zahlreiche Studien beschäftigten.

Die 400 reichsten Amerikaner erzielten auf einer mit sieben Punkten definierten Glücksskala einen Mittelwert von 5,8. Massai-Krieger, ohne Sparbücher und Autos, aber oft laufend, an der Sonne und in frischer Luft, erzielten einen Durchschnittswert von 5,4. Auch Amische, ohne Auto und Kühlschrank, erreichten mit 5,1 einen Wert über der neutralen Mitte. Selbst Menschen, die in Kalkutta in selbstgezimmerten Hütten hausen oder kein Dach über dem Kopf haben, stellten sich als überraschend glücklich heraus. Der Grund: **Gute und intakte Beziehungen zur Familie und zu Freunden hoben trotz ärmlichster Verhältnisse das Glücksniveau.**

Die Natur hat dafür gesorgt, dass es, um glücklich zu sein,
keines großen Aufwandes bedarf.

Seneca

Hat jemand in Deutschland ein monatliches Einkommen von € 1.000, so liegt sein Mittelwert auf einer zehnteiligen Zufriedenheitsskala bei 6,6 Punkten. Bei jenen, die € 2.000 verdienen, liegt der Wert bei 6,9. Interessant ist, dass Gehaltserhöhungen das Glück nur moderat steigern. Beträgt eine Gehaltserhöhung bei einem Grundgehalt von € 1.500 € 250, steigt der Wert nur um 0,05 Punkte. **Bei höheren Einkommen steigern zusätzliche Einkünfte die Zufriedenheit überhaupt nicht mehr.** Dies ist bei Männern ab € 5.000 und bei Frauen ab € 3.000 der Fall. Die Erklärung: Wenn Nahrung, Wohnen und notwendige Gebrauchsgüter gewährleistet sind, treten nichtmaterielle Sehnsüchte, wie etwa der Wunsch nach Selbstverwirklichung, in den Vordergrund.

Auch ein unerwarteter Geldsegen erhöht nicht zwangsläufig das Glücksniveau. In einer Studie wurde beobachtet, wie 191 britische Toto-Gewinner mit ihrem unverhofften Geldsegen umgingen. Die meisten beteuerten, glücklicher geworden zu sein, und mehr als zwei Drittel gaben ihren Beruf auf. Aber viele verstrickten sich in Probleme, wurden betrogen, zerstritten sich mit ihren Familien oder vermissten frühere Arbeitskollegen. Auch niederländische Lotteriegewinner waren nach sechs Monaten wieder ebenso zufrieden wie vorher.

Unglücklich hingegen macht zu wenig Geld. So sind Armutsgefährdete in den USA nur zu 13 Prozent glücklich, Topverdiener hingegen zu 50 Prozent. Glücksmindernd wirkt selbst die Befürchtung, in Armut abzurutschen, etwa durch Jobverlust.

Der Zusammenhang von Glück und Geld ist viel stärker, wenn von letzterem wenig da ist. Die gute Nachricht für alle mit niedrigerem Einkommen: **Andere Glücksfaktoren können trotz wenig Geld das Glücksniveau hochhalten.** Je höher das Einkommen, desto mehr flacht die Glückskurve ab. Und mit mehr Geld steigen auch die materiellen Ansprüche, was wiederum die Lebenszufriedenheit mindert.

Kann man das Glück trainieren?

Manche mögen sich ihr ganzes Leben als notorisch unzufrieden bezeichnen, andere wiederum sehen sich auf der Sonnenseite des Lebens. Die gute Nachricht für die Unzufriedenen: **Glücklich sein kann man trainieren – auch im Alter!** Sogar kranke oder gehandicapte Menschen können glücklich sein. Eine Studie mit 675

Patienten bestätigte dies. So schätzten sich Blinde zu 86 Prozent als sehr zufrieden ein, schwer Gehbehinderte zu 68 Prozent. Glücksmindernd wirkten jedoch mehrfache Beeinträchtigungen, die das Führen des Haushalts unmöglich und von Pflege abhängig machen. Dennoch beteuerte noch mehr als die Hälfte dieser Personen, glücklich zu sein.

Seit der *Happiness Twin Studie,* die von Professor Lykken in den 1980er Jahren in Minnesota durchgeführt wurde, wissen wir aufgrund umfangreicher Untersuchungen an eineiigen Zwillingen, dass die Fähigkeit, anhaltendes Glück zu empfinden, zu einem bestimmten Teil genetisch bedingt ist. **Die Erkenntnis: Jeder von uns hat einen bestimmten Glücksausgangspunkt, einen sogenannten Glücksfixpunkt, geerbt.** Dieser genetische Fixpunkt ist eine Art Nullpunkt, zu dem wir nach großen Enttäuschungen oder großen Triumphen immer wieder zurückkehren. Dass die Gene mitbestimmen, wie glücklich sich Menschen fühlen, wurde mittlerweile in weiteren Studien belegt. Im Jahre 2012 hat die US-Psychologin und weltweit anerkannte Glücksforscherin Sonja Lyobomirsky daraus folgendes Diagramm entwickelt:

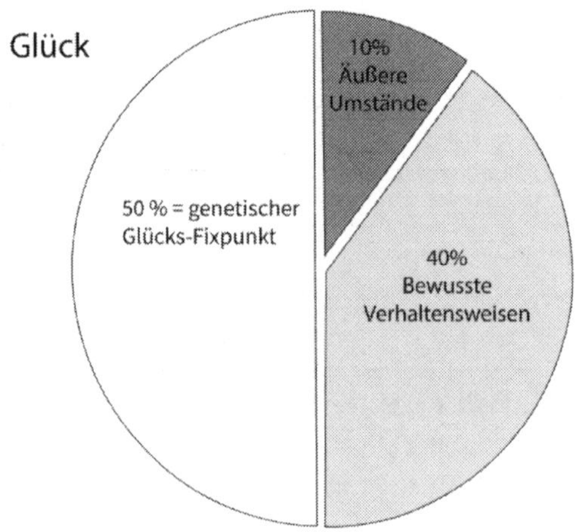

Lyobomirskys Forschungsergebnisse zeigen, dass ungefähr 50 Prozent unseres Glücksempfindens von unseren Genen abhängen. Weitere 10 Prozent unseres Glücksniveaus sind von äußeren Lebensumständen wie Geld oder Arbeit abhängig, und ganze 40 Prozent werden durch unsere alltäglichen Verhaltensmuster, Handlungen und Gedanken beeinflusst. Hier wird deutlich, welch enormes Potenzial zur Steigerung des persönlichen Glückniveaus besteht: **Rund 40 Prozent Ihres persönlichen Glücksniveaus haben Sie selbst in der Hand!** Es ist also möglich, Ihr subjektives Wohlbefinden über Ihren genetischen Fixpunkt hinaus zu steigern und dauerhaft erhöht zu halten. Allerdings können Sie genauso unter Ihren Glückswert fallen, wenn Sie sich schädliche Gewohnheiten aneignen. Auch wenn äußere Einflüsse und genetische Veranlagung nicht optimal sind, können Sie trotzdem glücklich werden. Demnach sind auch von Natur aus eher unglückliche Personen in der Lage, ihr subjektives Glücksempfinden zu einem gewissen Grad zu steigern und das Glücklich-sein regelrecht zu trainieren. An dem Sprichwort *„Jeder ist seines Glückes Schmied“* ist also tatsächlich etwas dran, auch und gerade im Alter.

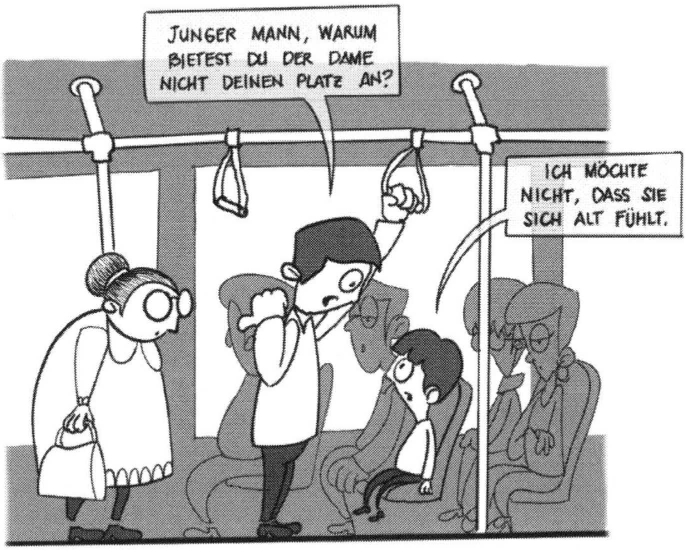
JUNGER MANN, WARUM BIETEST DU DER DAME NICHT DEINEN PLATZ AN?
ICH MÖCHTE NICHT, DASS SIE SICH ALT FÜHLT.

10 Dinge, die mit sechzig glücklich machen

Glück und Lebensfreude suchen Frauen auch mit sechzig auf verschiedensten Wegen. Einige, indem sie jede Woche fünfzig Euro ins Glückspiel investieren, andere indem sie ihren Garten pflegen, wieder andere, indem sie ein Ehrenamt ausüben oder ein Seniorenstudium beginnen. Aber was macht wirklich glücklich? Fragt man Frauen „im besten Alter“, was sie glücklich macht, gelangen unterschiedliche Untersuchungen zu ähnlichen Ergebnissen:

Faktoren für ein glückliches Altern:

- Familie und Freunde
- Eine erfüllende Arbeit
- Freude bereitende (Freizeit-)aktivitäten
- Optimismus
- Zufriedenheit mit dem, was gerade da ist
- Körperliche Betätigung
- Geistige Fitness

Die folgenden Anregungen, Übungen und Glücks-Tipps orientieren sich deshalb an diesen Faktoren für ein glückliches Älterwerden. Viel Freude auf Ihrem Weg zum Glück!

1. Kleine Glücksmomente sammeln

An welche besonderen Momente Ihres Lebens erinnern Sie sich spontan? Die Geburt Ihrer Kinder, die Heirat, die erste Nacht in den eigenen vier Wänden? Es sind diese besonderen Erlebnisse, die tief in unserem Gedächtnis verankert sind, weil wir sie intensiv erlebt und dabei alles Unwichtige um uns herum vergessen haben und im Hier und jetzt versunken sind. Leider sind wir mit unseren Sinnen viel zu selten im Heute anwesend. Unsere Turbo-Gesellschaft hält uns davon ab, den aktuellen Moment in allen Facetten zu genießen und auch in den kleinen Dingen unser Glück zu finden. Dabei liegt auch das große Glück in den kleinen Dingen und damit sehr nah. Oftmals vergessen wir das und sehnen uns nach irgendetwas, das weit hinter dem Horizont liegt. Wir denken, es würden uns Welten trennen vom Glücklichsein, dabei gibt es direkt vor unseren Augen viele kleine Glücksmomente. Es sind in der Regel genau diese kleinen alltäglichen Ereignisse, die uns am glücklichsten machen. Den kleinen Momenten in unserem Leben, die manchmal fast unbeachtet an uns vorbeiziehen, aber die viel mehr bedeuten können, als wir vielleicht annehmen, schenken wir oft zu wenig Beachtung.

Es ist alles da, um glücklich auf Erden zu sein. Wir haben Schnee und jeden Tag einen neuen Morgen, wir haben Bäume und Regen, Hoffnung und Tränen. Wir haben Humus und Sauerstoff, Tiere und alle Farben, ferne Länder und Fahrräder, wir haben Sonne und Schatten, wir sind reich.

Friedensreich Hundertwasser

Eine in Großbritannien durchgeführte Umfrage, an der über 2.000 Erwachsene teilnahmen, ist zu dem Schluss gekommen, dass es sich um die kleinen Dinge im Leben handelt, die uns am meisten Glück spenden. So gaben die meisten Teilnehmer der Befragung an, sich zum Beispiel sehr zu freuen, wenn sie Geld in den Taschen einer alten Jeans finden, wenn die Sonne draußen scheint oder wenn sie in sauberer, angenehm duftender Bettwäsche schlafen. Glenn Williams, einer der Forscher an der Nottingham Trent University, kommentierte die Ergebnisse der Studie folgendermaßen: *„Der Weg zum Glück liegt nicht immer in den großen Dingen, die wir für unser Leben geplant haben.* ***Es sind hingegen eher die kleinen Dinge, die uns jeden Tag zum Lächeln bringen, unser Leben ausfüllen und uns glücklicher machen.“***

Glücks-Tipp: Auf die kleinen Dinge achten

Es gibt viele Momente, die dafür geeignet sind, um kurz innezuhalten und sie auszukosten. Machen Sie sich bewusst, welche Dinge Sie schätzen und gernhaben, und erfreuen Sie sich an diesen scheinbaren Selbstverständlichkeiten. Lernen Sie, die gewöhnlichen Dinge in Ihrem Leben wertzuschätzen, und lassen Sie sich von der folgenden Liste von achtzig glücklich machenden Momenten inspirieren:

80 kleine Dinge für ein glückliches und erfülltes Leben

Diese Liste mit 80 alltäglichen Dingen zaubert mit Sicherheit ein Lächeln auf Ihr Gesicht. Genießen Sie die kleinen Dinge bewusst, um sich glücklicher zu fühlen. Wetten, dass sich Ihre Stimmung sofort bessert, wenn Sie ...

1 ... Ihr Gesicht in die Sonne halten.
2 ... einen Regenbogen sehen.
3 ... den Sonnenuntergang betrachten.

4 ... im Bett frühstücken.
5 ... lachen, bis der Bauch wehtut.
6 ... die neueste Folge Ihrer Lieblingsserie ansehen können.
7 ... Ihr Lieblingsparfüm riechen.
8 ... sich ein Glas Ihres Lieblingsgetränks einschütten.
9 ... ein Picknick im Park machen.
10 ... das Rauschen des Meeres genießen.
11 ... ausgeschlafen haben.
12 ... die Schuhe kaufen, von denen Sie schwärmen.
13 ... einen „Good Hair Day" haben.
14 ... barfuß im Gras oder Sand laufen.
15 ... sich im warmen Bett verkriechen können.
16 ... frisch gemähtes Gras riechen.
17 ... sich von einem Kollegen heimfahren lassen.
18 ... nach einem langen Tag die Füße hochlegen
19 ... mit Ihrem Schatz kuscheln.
20 ... sich umarmen lassen.
21 ... beim Kochen durch die Küche tanzen.
22 ... Ihre(n) beste(n) Freund(in) treffen.
23 ... einen positiven Social-Media-Kommentar bekommen.
24 ... leckeres neues Essen probieren.
25 ... morgens freundlich gegrüßt werden.
26 ... sich Zeit für sich selbst nehmen.
27 ... vergessenes Geld in Ihren Hosentaschen finden.
28 ... ein Paar saubere, duftende Socken anziehen.
29 ... eine gute Tat vollbringen.
30 ... Ihren nächsten Urlaub buchen.
31 ... ein Kompliment bekommen.
32 ... etwas von Ihrer To-Do-Liste streichen können.
33 ... ein Stück Schokolade essen.
34 ... durch alte Fotos stöbern.

35 ... auf Anhieb einen Parkplatz finden.
36 ... es sich mit einer Tasse heißen Tee gemütlich machen.
37 ... einen alten Freund treffen.
38 ... einen leckeren Kuchen backen.
39 ... einen Verkehrsstau vermeiden.
40 ... einen Witz lesen.
41 ... auf der Arbeit gelobt werden.
42 ... Ihr verloren geglaubtes T-Shirt finden.
43 ... Ihren Lieblingsfilm im Fernsehen anschauen.
44 ... die Welt vom Zug aus betrachten.
45 ... an einem heißen Tag kalt duschen.
46 ... morgens gemütlich Ihren Kaffee trinken.
47 ... an einem kalten Tag ein warmes Bad nehmen.
48 ... es sich mit einem guten Buch bequem machen.
49 ... morgens Vogelgezwitscher hören.
50 ... Pralinen geschenkt bekommen.
51 ... am Sonntag einfach mal nichts tun.
52 ... Blumen geschenkt bekommen.
53 ... eine Postkarte im Briefkasten finden.
54 ... die frische Luft nach einem Regenguss einatmen.
55 ... Ihr Lieblingslied im Radio hören.
56 ... ein Rezept von Ihrer Mutter nachkochen.
57 ... ein Kreuzworträtsel lösen.
58 ... gebratenen Speck riechen.
59 ... die ersten Frühlingsblumen bemerken.
60 ... online etwas für sich bestellen.
61 ... Ihren Enkel oder einen anderen Verwandten anrufen.
62 ... an einem sonnigen Tag ein Eis genießen.
63 ... an einem kalten Tag eine heiße Suppe essen.
64 ... frischgebackene Brötchen beim Bäcker holen.
65 ... ein altes Hobby wieder aufnehmen.

66 ... einen schönen Spaziergang machen.
67 ... einem Freund bei einem Problem helfen.
68 ... jemandem eine schöne Überraschung bereiten.
69 ... von jemandem eine schöne Überraschung bekommen.
70 ... einen alten Film anschauen, den Sie seit Jahren nicht gesehen haben.
71 ... eine nette Nachricht von jemandem erhalten, von dem Sie seit Jahren nichts gehört haben.
72 ... endlich etwas erledigen, was Sie viel zu lang aufgeschoben haben
73 ... Ihre Sporteinheit hinter sich haben.
74 ... eine neue Freundschaft knüpfen.
75 ... mit Ihrer Katze oder Ihrem Hund spielen.
76 ... online ein lustiges Video anschauen.
77 ... eine leidige Aufgabe erledigt haben.
78 ... etwas finden, nachdem Sie aufgehört haben, danach zu suchen.
79 ... ein neues Wort in einer Fremdsprache lernen.
80 ... jemandem sagen, dass Sie ihn/sie lieben.

Das Glück findet sich in den einfachsten Dingen, die wir in unserem Alltag erleben. Wie sagt man so schön? Die besten Dinge im Leben gibt es umsonst!

Suche die kleinen Dinge, die deinem Leben Freude geben.

Konfuzius

Sammeln Sie Glücksmomente:

Ein wichtiger Punkt, um positive Gefühle zu stärken, ist, Ihre Aufmerksamkeit auf die positiven Erlebnisse und Freuden des Tages zu richten und sich zu überlegen: *Worüber habe ich mich heute gefreut? Welche Komplimente habe ich heute bekommen? Wem habe ich geholfen?* ... Manchmal droht dies jedoch in der Hektik des Tages unterzugehen. Mit dem Fokus auf den positiven Ereignissen (seien sie noch so klein, aber natürlich dürfen es auch die großen sein!) geben wir jedem Tag seinen besonderen Wert.

Geleitet von der Erfahrung, dass es guttut, sich etwas von der Seele zu schreiben, führen die meisten Menschen nur dann Tagebuch, wenn es ihnen schlecht geht. Wenn Sie mal ein (altes) Tagebuch durchblättern, werden Sie vermutlich feststellen, dass Sie fast nur die negativen Erlebnisse und Begebenheiten aufgeschrieben haben. Der Nachteil dieser Methode ist, dass das eigene Leben beim nochmaligen Lesen oder Durchblättern furchtbar negativ erscheint. Mögliche Folgen sind Gefühle der Niedergeschlagenheit, Traurigkeit oder Wut.

Gerade bei der Behandlung von Personen, die an depressiven Verstimmungen oder Depressionen litten, **erzielte der Psychologe Giovanni Fava durch eine einfache Übung erstaunliche Erfolge:** Er ließ seine Patienten ein Büchlein führen, in dem sie alle Augenblicke der Freude notieren sollten. Vor dem Versuch waren sich die meisten Teilnehmer darin einig, dass sie wenig Erfreuliches erleben würden. Die Patienten machten mit der Zeit jedoch interessante Erfahrungen: Die selbstauferlegte Aufgabe des Aufschreibens ihrer positiven Eindrücke schulte ihre Achtsamkeit und schenkte ihnen Augenblicke des Glücks und der Freude: Die strahlenden Augen eines Kindes, ihre Ergriffenheit über die Schönheit der Natur, die Freude über einen Besuch eines Angehörigen usw.

In Zeiten, in denen der Stress im Alltag immer stärker zunimmt und der gesamte Tagesablauf straff durchgeplant ist, mögen solch kleine Glücksgefühle unbedeutend und unwichtig erscheinen. In der Glücksforschung ist jedoch schon lange bekannt, dass Menschen mit Glücksgefühlen das Potential Ihrer geistigen, körperlichen und seelischen Fähigkeiten wesentlich ausbauen können. Man geht dabei von 200 Prozent und mehr aus. Menschen, die hingegen unter Stress quasi keine Zeit für Glücksgefühle haben oder sie einfach nicht mehr wahrnehmen, sinken in allen Bereichen weit unter 50 Prozent ihrer Leistungsfähigkeit.

Wussten Sie, dass ...

... bewusstes Empfinden von Freude auch direkte Auswirkungen auf Ihren Körper hat? Wohlbefinden entsteht erst dann, wenn das Gehirn die richtigen Signale von Herz, Haut und Muskeln empfängt. In Glücksmomenten pulsiert unser Blut schneller, und die Hauttemperatur steigt um 0,1 Grad, weil sich die Durchblutung verbessert.

Erwiesen ist auch, dass Menschen die ihre Aufmerksamkeit gezielt auf das Schöne im Leben richten, zufriedener und glücklicher sind als jene, die vor allem auf die Schattenseiten der Dinge achten. Sich eher auf Positives als auf Negatives zu konzentrieren, fällt manchen leichter, andere dagegen tun sich damit etwas schwerer. Die gute Nachricht: Sie können es lernen: Schreiben Sie (wie im nächsten Tipp beschrieben) ein Glücksjournal!

Glücks-Tipp: Das Glücksjournal

Ein Glücksjournal oder Glückstagebuch ist eine Sammlung von Glücksgedanken und freudigen Erlebnissen des Tages. Es ist dafür da, sich immer wieder bewusst zu machen, wie viel Schönes in unserem ganz alltäglichen Leben geschieht. Entscheidend ist, dass Sie ausschließlich solche Inhalte festhalten, die mit Freude oder Glück zu tun haben.

Manchmal genügt ja bereits ein Kuss, ein guter Cappuccino oder ein sonniger Morgen, um Glücksgefühle zu erzeugen. Die wohlige Wärme der Sonne, das gute Buch, das unerwartete Lächeln von einem anderen Menschen, das Treffen mit einer Freundin, ein nettes Gespräch – all das können Momente des Glücks sein. Machen Sie sich daher täglich Ihre glücklichen Momente des Tages bewusst. Wenn Ihr Enkelkind sagt *„Omi, ich hab' dich lieb"*, gehört das genauso dazu, wie wenn Sie Ihr Lieblingslied im Radio hören.

Das Glücksjournal ist auch eine gute Wahrnehmungsschulung, um sich wieder vermehrt dem Gefühl von Freude und dem Glücksempfinden anzunähern. Was Sie nicht wahrnehmen, löst kein Gefühl in Ihnen aus! Ein Glücksjournal hilft Ihnen, sich für die kleinen, frohen Momente zu sensibilisieren.

Ein weiterer Vorteil eines Glückjournals ist, dass Sie sich durch das Aufschreiben auch später noch jeden glücklichen Moment in Erinnerung rufen können, der sonst allzu schnell in Vergessenheit geraten würde. Sie erleben dadurch schöne Momente immer wieder aufs Neue, und der Glücksspeicher in Ihrem Gehirn wird immer weiter gefüllt. Dadurch wächst sowohl das innere Zufriedenheitsgefühl als auch eine freudige Erwartungshaltung. **Damit nimmt eine positive Glückspirale ihren Lauf und hilft Ihnen, dauerhaft zu einer positiven inneren Einstellung zu gelangen.** In einer Krise können Ihnen die Notizen auch dabei helfen, sich an Ihre glücklichen Momente zu erinnern und gute Tage lebhaft ins Gedächtnis zu rufen. Wenn Sie schon ein Tagebuch führen, bleiben Sie dabei. Achten Sie jedoch darauf, dass dabei auch immer wieder das Positive im Vordergrund steht. So empfiehlt auch der Meditationslehrer Gesche Rabten, vor dem Einschlafen die positiven Ereignisse des Tages noch einmal Revue passieren zu lassen. *„Wenn wir während des Tages heilsamen Beschäftigungen* *nachgegangen sind, ist es wichtig darüber Freude und Befriedigung zu empfinden."*

❖ Besorgen Sie sich ein Notizbuch und notieren Sie in Ihrem persönlichen Glücksjournal jeden Abend mindestens drei Dinge, die Sie an diesem Tag gefreut, zum Lachen gebracht oder positiv überrascht haben. Wenn Sie jeden Tag nur drei kleine Glücksmomente einfangen, haben Sie am Jahresende bereits über tausend eingesammelt. Nehmen Sie sich daher täglich fünf Minuten Zeit und stellen Sie sich dabei folgende Fragen:

- *Wer oder was hat mir heute eine Freude bereitet?*
- *Was war heute besonders schön?*
- *Worüber habe ich mich heute gefreut?*
- *Was hat mir heute besonders gut gefallen?*

In unserem Gehirn gibt es ein Zentrum für positive Gedanken und Gefühle, quasi ein Glücksareal, das man trainieren kann. Wichtig dafür ist, Ihr Glücksjournal konsequent zu führen und die frohen Augenblicke des Tages schriftlich festzuhalten. Auch hilft die motorische Tätigkeit des handschriftlichen Aufschreibens, die positiven Erinnerungen intensiver im Unterbewusstsein zu verankern. **Ihre freudigen Momente erhalten damit eine höhere Priorität und Abrufbarkeit.** Mit der Zeit werden Sie feststellen, dass sich die als positiv empfundenen Momente häufen. Wenn Sie vermehrt Ausschau nach Glücksmomenten halten, werden Ihnen auch mehr auffallen, weil Sie Ihre Wahrnehmung dafür geschult haben. Sie können sich für wenig Geld auch ein Glückstagebuch besorgen, das speziell für den Eintrag positiver Erlebnisse gemacht ist (so z. B. das Glückstagebuch von Eckhard von Hirschhausen). Ein solch kleines Büchlein können Sie überall mitnehmen. Wenn Sie einen Glücksmoment oder eine Begebenheit tiefer Freude erleben, notieren Sie es sofort.

2. Durch Dankbarkeit das Glück lernen

Überlegen Sie bitte einmal: Wie oft am Tag hören Sie von anderen ein „Danke“ oder sagen es selbst? Und wie oft wäre ein „Danke“ angebracht? Die aufgehaltene Tür, der angebotene Sitzplatz in Bus oder Bahn, gemeinsam verbrachte Zeit ... Dennoch hat man das Gefühl, dass das ausgesprochene „Danke“ weniger geworden ist. Wenn Dankbarkeit also kaum mehr hörbar nach außen dringt, wie sieht es denn im Inneren vieler Menschen aus? Unsere Konsum- und Besitzgesellschaft scheint die Dankbarkeit verlernt zu haben. Das Verlangen nach immer mehr und immer Neuem führt dazu, dass wir das, was wir haben, nicht wertschätzen. Das Neue wird gefeiert, während das Alte in Schubladen verschwindet. Neu schlägt alt. Aber alt schlägt zurück, nämlich im Alter. **Beim Älterwerden steigen unsere Chancen auf gelebte und erlebte Dankbarkeit rapide an.**

Dankbarkeit ist nicht nur die größte aller Tugenden,
sondern auch die Grundlage für alle anderen.

Cicero

Dankbarkeit ist eine sehr intensive Form positiven, konstruktiven und praktischen Denkens. **Dankbarkeit ist das Immunsystem für unsere Gefühle und eine der wichtigsten Komponenten für ein glückliches Leben im Alter.** Psychologische Untersuchungen zeigen, dass vor allem jene Menschen glücklich sind, die sich immer wieder vor Augen führen, wofür sie dankbar sein können. Dankbarkeit dem eigenen Leben und anderen Menschen gegenüber auszudrücken, steigert das Glücksbefinden und außerdem: **Dankbarkeit ist der schnellste Weg zum Glück.** Gemeint ist damit jedoch ausschließlich jene echte Dankbarkeit, die von Herzen kommt, auferlegte oder gar erzwungene Dankbarkeit führt zu keinerlei positiven Ergebnissen. Dankbarkeit ist eine Lebenseinstellung, für die Sie sich entscheiden können. Sie ist der bewusste Entschluss, auf das, was das Leben bietet, positiv zu reagieren und alles, was Ihnen begegnet, als Geschenk oder als Chance zu sehen. Voraussetzung ist lediglich die Bereitschaft, auch die kleinen Dinge des Lebens dankbar und mit einer gewissen Form von Demut wahrzunehmen.

Es gibt viele Dinge in unserem Leben, für die wir dankbar sein können. Seien wir dankbar für unsere Gesundheit. Nicht umsonst nimmt im Alter die Dankbarkeit zu, schmerzfrei zu sein. Dankbar können wir auch sein für: hilfsbereite Freunde, einen liebevollen Partner, ein schönes Zuhause, einen vollen Kühlschrank, einen erholsamen Urlaub, ein erfüllendes Hobby, ein treues Haustier, glückliche Erinnerungen usw. Es gibt immer etwas, wofür man dankbar sein kann. Oft sind es die vermeintlich kleinen Dinge, die uns das größte Glück bescheren: Ein Sonnenuntergang, den man erleben durfte, ein Lächeln eines Unbekannten in der U-Bahn, die Fähigkeit, Musik hören oder Blumen riechen zu können.

Gerade am Morgen ist es wichtig, ganz gezielt nach diesen Lichtblicken zu suchen, sie wahrzunehmen und wertzuschätzen.

❖ Beginnen Sie Ihren Tag mit bewussten Gedanken. Nehmen Sie sich beispielsweise schon im Bett Zeit für eine Dankbarkeitsminute – eine Minute, in der Sie sich alle möglichen Dinge vor Augen führen, für die Sie in Ihrem Leben dankbar sind: Ihren Partner, Ihr schönes Zuhause, dass Sie, Ihre Kinder und Ihre Enkel gesund sind, dass Sie ab und zu Urlaub machen können, die Freunde, auf die Sie sich verlassen können ... Beginnen Sie z. B. mit: *„Ich bin dankbar dafür, dass ich ...“*

Einer der erfolgreichsten Motivations- und Persönlichkeits-Coaches, Tony Robbins, nimmt sich jeden Morgen drei Minuten Zeit, um drei Dinge, für die er dankbar ist, aufzuschreiben. Dazu sagt er: *„Die zwei Emotionen, die uns das Leben schwer machen, sind Wut und Angst. Du kannst nicht gleichzeitig dankbar und wütend* *oder gleichzeitig dankbar und ängstlich sein. Dankbarkeit ist einzigartig, da sie diese negativen Emotionen ‚überwältigt'. Deshalb nenne ich diesen Teil meiner Morgenroutine die Schnellstraße zu einem glücklichen Lebensgefühl."*

- ❖ Denken Sie jeden Morgen nach dem Aufstehen, beim Zähneputzen oder beim Frühstücken an mindestens drei Dinge, für die Sie dankbar sind. Sei es fließendes Wasser, die sauberen Kleider in Ihrem Schrank, das schöne Wetter, dass Sie gesund sind oder das nahrhafte Frühstück vor Ihnen. Dieses Ritual hilft Ihnen, Ihre Gedanken direkt am Morgen auf die positiven Dinge zu lenken, statt an Negatives zu denken.

Dankbarkeit gegenüber dem eigenen Leben und anderen Menschen bringt einen enormen Zuwachs an Glücksempfinden. So konnte auch nachgewiesen werden, dass dankbare Menschen zufriedener mit Ihrem Leben und ihren sozialen Beziehungen sind, als andere, dass sie besser mit Stress umgehen können und weniger unter Depressionen leiden und dass sie insgesamt ein besseres Selbstwertgefühl, sowie einen tieferen Lebenssinn haben. Dankbarkeit zu empfinden ist jedoch nicht immer einfach. Gerade wenn Sie im Hamsterrad stecken und das Gefühl haben, dass das Leben an Ihnen vorbeirauscht, sind Sie oftmals blind für die vorhandenen schönen Dinge im Leben. Und doch gibt es zu jeder Zeit auch Dinge, Erlebnisse und Momente, für die Sie dankbar sein können. **Dankbarkeit, Glück und innere Zufriedenheit hängen unmittelbar zusammen, wie folgende Auflistung zeigt:**

Zehn positive Wirkungen von Dankbarkeit:

1. Wer dankbar ist, lenkt seinen Fokus auf schöne und positive Dinge.
2. Dankbarkeit hilft dabei, mit Problemen besser und konstruktiver umzugehen.
3. Dankbarkeit kann Gefühle wie Ärger und Bitterkeit verringern. „Danke" ist der schönste GeDANKE.
4. Wer dankbar ist, kostet die schönen Momente des Lebens intensiver aus.
5. Wer dankbar ist, fördert das eigene Selbstbewusstsein und Selbstwertgefühl.
6. Dankbarkeit macht hilfsbereiter und rücksichtsvoller.
7. Dankbarkeit macht Sie weniger anfällig für Neid und Minderwertigkeitsgefühle.
8. Dankbarkeit hilft Ihnen dabei, länger von positiven Erlebnissen und Begegnungen zu zehren.
9. Dankbarkeit hilft Ihnen bei der Beziehungspflege.
10. Dankbarkeit ist ein wichtiges Element der Burn-out-Prophylaxe: Hilfe von anderen Menschen zu bekommen, spielt in unserem Leben eine wichtige Rolle. Diese Hilfe anzunehmen, die Helfer zu erkennen und dafür dankbar zu sein, macht Sie stressresistenter.

Glücks-Tipp: Dankbarkeitsbiografie

- Nehmen Sie sich Zeit, suchen Sie sich einen ruhigen Platz, an dem Sie sich wohlfühlen, und schreiben Sie all die schönen und bereichernden Dinge Ihres bisherigen Lebens auf. Beginnen Sie z. B. mit: *„Wofür ich dem Leben, mir selbst und anderen in der Vergangenheit besonders dankbar bin: ...“*

Überlegen Sie sich dazu:

- *Was waren bisher die schönsten Erlebnisse und Momente in meinem Leben?*
- *Für welche Dinge und Ereignisse in der Vergangenheit bin ich besonders dankbar?*
- *Welche Menschen haben mich unterstützt und dazu beigetragen, dass ich heute da bin, wo ich bin?*
- *Was habe ich in meinem Leben schon alles an Herausforderungen bewältigt und an Erfolgen erreicht, für die ich dankbar bin?*

Glücks-Tipp: Dankbarkeitstagebuch

In einer Studie aus dem Jahr 2003 unterteilten US-Psychologen 192 Probanden in drei Gruppen. Die eine Gruppe sollte zehn Wochen lang in einem Tagebuch notieren, wofür sie Dankbarkeit empfindet, die zweite Gruppe, was in der jeweiligen Woche schlecht gelaufen war, und eine dritte Gruppe reflektierte neutral über ihre Erlebnisse. Nach zehn Wochen verglichen die Wissenschaftler die Ergebnisse. **Jene, die das Dankbarkeitstagebuch geführt hatten, wiesen bei den psychologischen Befragungen messbar mehr Optimismus auf als die Probanden der anderen**

beiden Gruppen. Sie fühlten sich vitaler und verspürten mehr Lebensfreude. Körperliche Symptome wie Bauch- oder Kopfschmerzen, Schwindel oder Muskelverspannungen hatten sich reduziert, sie gingen seltener zum Arzt und schliefen länger und besser. Auch ihre Fitness war besser geworden, und sie trieben messbar mehr Sport als die Vergleichsgruppen.

Wofür Sie dankbar sein können. Hier ein paar Ideen zur Inspiration:

Ich bin dankbar für:

- *die Menschen, die für mich da sind, wenn ich sie brauche*
- *meine netten Kollegen*
- *Komplimente meiner Mitmenschen*
- *die Fähigkeit, leckeres Essen zu schmecken, Musik zu hören, an Blumen zu riechen, zu lesen und zu gehen*
- *meinen liebevollen Partner*
- *meine(n) wunderbare(n) Tochter/Sohn, Enkel/Enkelin*
- *mein gemütliches Zuhause*
- *meine Freunde, mit denen ich über alles reden kann*
- *meine Gesundheit*
- *das Lächeln einer fremden Person*
- *mein Haustier, das mir viel Freude macht*
- *meine Eltern und was sie für mich tun/getan haben*
- *eine warme Dusche*
- *jeden neuen Tag, den ich erleben darf*
- *jeden Sonnenuntergang, den ich erleben darf*
- *das Trinkwasser aus dem Wasserhahn*
- *...*

Sie können sich auch folgende Fragen stellen:

- *Was gibt es Gutes in meinem Leben?*
- *Was hat mich diese Woche zum Lächeln oder Lachen gebracht?*
- *In welchen Bereichen geht es mir besser als anderen Menschen?*
- *Wer sind/waren meine Helfer in den verschiedenen Situationen?*

Führen Sie ein Dankbarkeitstagebuch und schreiben Sie jeden Tag vor dem Schlafengehen drei Dinge auf, für die Sie heute dankbar waren. Regelmäßig praktiziert, steigert das Ihr Glücksempfinden nachhaltig. Das bestätigt auch Beatrice Egli. Die Schweizer Schlagersängerin sagte der Zeitung „Blick“: *„Ich schreibe jeden Abend ein paar Dinge auf, für die ich dankbar bin. Wenn ich mir mehr Gedanken über positive Dinge mache gedeiht das Glück.“*

Wichtiger Hinweis: Wenn Sie etwas in Ihr Tagebuch notieren, dann konzentrieren Sie sich ganz auf das Schreiben. Erleben Sie zum Beispiel das Gefühl der Dankbarkeit und sehen Sie in Ihrer Vorstellung das, wofür Sie dankbar sind. Empfinden und fühlen Sie es mit all Ihren Sinnen. Der Schlüssel zu mehr Glücksempfinden ist nicht, einfach nur etwas aufzuschreiben, sondern es bewusst aufzuschreiben, sich darauf zu konzentrieren, es sich vorzustellen und in der Vorstellung nochmals zu erleben.

Der 14-Tage-Versuch:

Sollten Sie vom persönlichen Nutzen eines Dankbarkeitstagebuchs noch nicht gänzlich überzeugt sein, hilft Ihnen vielleicht der Vorschlag von Professor Martin Seligman, dem Begründer der Positiven Psychologie, weiter:

- Nehmen Sie sich während der nächsten zwei Wochen jeden Abend fünf Minuten Zeit. Legen Sie sich für 14 Tage je ein Blatt Papier zurecht und füllen Sie am ersten Abend den „Fragebogen zum Glückserleben" sowie den „Fragebogen zum allgemeinen Glückserleben" aus. Beide Fragebogen finden Sie auf der auf der Website von Professor Seligman, wo Sie sie online ausfüllen können. Nach kostenloser Registrierung sind die Fragebogen auch in deutscher Sprache ersichtlich: Der Link dazu: https://www.authentichappiness.org

- Überdenken Sie die letzten 24 Stunden und notieren Sie bis zu fünf Dinge in Ihrem Leben, für die Sie dankbar sind. Wiederholen Sie diese Übung jeden Abend über 14 Tage hinweg. Füllen Sie dann am letzten Abend beide Fragebogen noch einmal aus und vergleichen Sie die Ergebnisse mit jenen vom ersten Tag.

Glücks-Tipp: Dankesbrief

Wenn Sie einem Menschen für irgendetwas dankbar sind, ihm bisher aber noch nie ausdrücklich gedankt haben, können Sie dies jederzeit nachholen.

- Überlegen Sie zunächst, wem Sie dankbar sind, und notieren Sie den oder die Namen der betreffenden Personen. Wenn Sie mehrere Personen notiert haben, wählen Sie nun bitte die Person aus, der Sie ganz spontan am liebsten danken möchten. Entschließen Sie sich dann, diesem Menschen einen Brief zu schreiben, in dem Sie Ihre Dankbarkeit möglichst deutlich zum Ausdruck bringen.

  Nehmen Sie sich dazu so viel Zeit, wie Sie brauchen. Schreiben Sie diesen Brief auch, wenn die betreffende Person schon verstorben oder für Sie nicht mehr erreichbar ist. Sprechen Sie ganz deutlich all das an, wofür Sie dankbar sind: *„Ich bin dir sehr dankbar dafür, dass du …"* Sie können später entscheiden, ob Sie dem Adressaten diesen Brief auch tatsächlich zusenden möchten. **Studien beweisen, dass allein das Verfassen eines Dankbarkeitsbriefs zu positiven Emotionen führt.** Vielleicht möchten Sie Ihren Dank auch lieber ganz persönlich aussprechen. Ihr ausformulierter Brief wird in diesem Fall eine gute Vorbereitung sein.

Wussten Sie, dass ...

... Dankbarkeitsübungen das Glücksniveau um 25 Prozent heben und Antidepressiva bei leichten bis mittelschweren Depressionen ersetzen können? Auch posttraumatischer Stress lässt sich durch Dankbarkeitsinterventionen lindern und der Blutdruck um 25 Prozent senken.

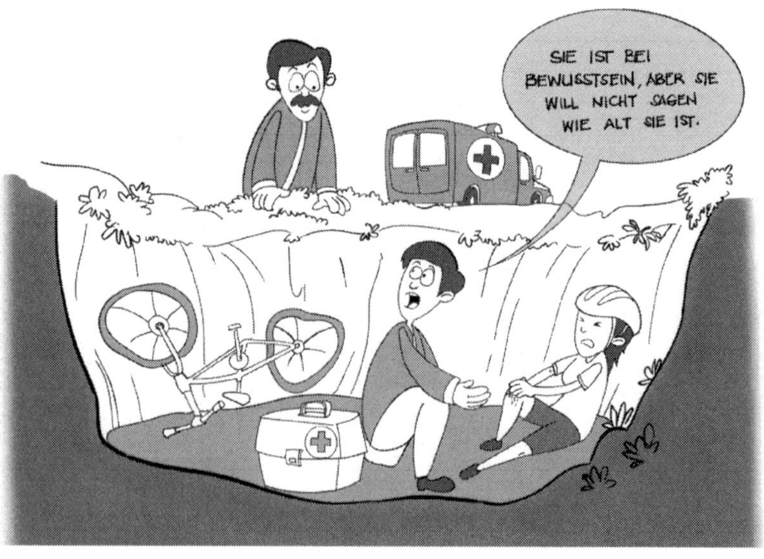
SIE IST BEI BEWUSSTSEIN, ABER SIE WILL NICHT SAGEN WIE ALT SIE IST.

Glücks-Tipp: Dem Körper danken

Wenn Sie möchten, können Sie auch Ihrem Körper danken. Ein schönes Beispiel ist dieser Dankesbrief an den eigenen Körper:

„Lieber Körper, danke! Ich sag es dir immer wieder. Doch eigentlich nicht oft genug. Du bist toll und schön, genauso wie du bist. Danke, dass du jeden Tag für mich da bist. Jeden Morgen stehst du mit mir auf. Du beginnst den Tag mit mir. Deine Beine tragen mich auf meinem Weg. Du atmest. Du schenkst mir Leben. Du funktionierst wie ein kleines Ökosystem. Jede Zelle, jedes Organ, jeder Körperteil hat seine Aufgabe, und alles arbeitet wunderbar zusammen. Du bist der Wahnsinn. Das nenne ich Teamwork. Du bist mal stärker, mal schwächer. Doch du gehst für mich auch an deine Grenzen. Ich kann mich auf dich verlassen. Du hältst es aus, wenn ich Stunden lang tanze oder den ganzen Tag sitze. Ich will auf dich achten. Wir sind ein Team. Wir halten zusammen. Du bist so einzigartig, und deine Haut, deine Augen, das Zusammenspiel von allem, was du bist, fasziniert mich. Und weißt du, lieber Körper, wenn wir zusammen tanzen, dann ist das ein Ausdruck von uns beiden. Es ist Freiheit, Liebe, Spaß, Magie ... Hör nie auf, mit mir zu kommunizieren. Ich höre dich. Ich fühle dich. Lass uns gemeinsam lachen, lieben, tanzen, schreien, weinen, essen, singen, krank sein, heilen und die Welt entdecken. Du bist so stark. Ich danke dir von Herzen."

Wenn Sie nicht gerne schreiben, so können Sie Ihrem Körper mit folgender Übung danken:

- Gehen Sie zunächst mit der Aufmerksamkeit zu Ihrem Kopf. Überlegen Sie sich und machen Sie sich bewusst, welche Teile Ihres Kopfes Ihnen in irgendeiner Weise Freude bereiten – kleine, alltägliche oder auch größere Freuden. Stellen Sie sich diese Freuden so konkret wie möglich vor, z. B. dass Sie Farben sehen oder das Zwitschern der Vögel hören können. Spüren Sie, was diese Sinneswahrnehmungen für Sie bedeuten ...

  Dann gehen Sie mit Ihrer Aufmerksamkeit zu allem, was zu Ihrem Bewegungsapparat gehört, also zu den Knochen, Muskeln und Sehnen. Sie können sich auch auf Ihre Hände, Arme oder Beine konzentrieren. Welche Freuden verdanken Sie diesen Teilen Ihres Körpers? ... Dann befassen Sie sich mit Ihren inneren Organen. Wählen Sie die Organe, die Ihnen in den Sinn kommen ... Welche Freuden können Sie mithilfe Ihrer inneren Organe erleben? Oder welche Voraussetzungen schaffen diese Organe, dass Sie mit Ihrem Körper Freude erleben können? Und wenn Sie darüber etwas wissen, dann beziehen Sie auch die Drüsen ein ... Da bis jetzt längst nicht alles erwähnt wurde, was zum Körper gehört, beispielsweise die Haut, denken Sie nochmals nach, welche Körperteile für Sie von großer Bedeutung für Ihre Erfahrung von Freude sind. Wenn Sie möchten, nehmen Sie sich einen Augenblick Zeit, sich bei Ihrem Körper und seinen Teilen zu bedanken. Kommen Sie dann mit der vollen Aufmerksamkeit wieder in Ihre Umgebung zurück.

Machen Sie Dankbarkeitsübungen zu Ihrer täglichen Routine. Mit der Zeit werden sie Ihnen immer leichter fallen, und Sie werden spüren, wie sich Ihr Fokus verstärkt auf das Gute und Schöne richtet und wie sich dadurch Ihre Einstellung und Ihre Art, Dingen und Menschen zu begegnen, und damit Ihr Lebensgefühl ändern.

Derjenige ist weise, der sich nicht um das sorgt,
was er nicht hat – sondern sich über das freut, was er hat.

Epiktet

Dankbarkeits-Fragebogen

Wenn Sie wissen möchten, wie stark Ihre Dankbarkeit im Vergleich zu anderen Menschen ausgeprägt ist, können Sie folgenden einfachen Dankbarkeitstest machen. Dies ist der wissenschaftlich fundierteste Fragebogen für Dankbarkeit. Er wurde von Mike McCullough und Robert Emmons entwickelt, Amerikas führenden Forschern auf den Gebieten der Dankbarkeit und der Vergebung.

Anleitung für den Dankbarkeitsfragebogen:

Drücken Sie mit den folgenden Zahlenwerten den Grad Ihrer Zustimmung aus und tragen Sie die Zahl links neben den Aussagen ein:

1 = starke Ablehnung
2 = Ablehnung
3 = geringe Ablehnung
4 = weder Zustimmung noch Ablehnung
5 = geringe Zustimmung
6 = Zustimmung
7 = starke Zustimmung

Fragebogen:

___ 1: *Ich habe sehr viel im Leben, für das ich dankbar bin.*

___ 2: *Wenn ich alles, wofür ich mich dankbar gefühlt habe, auflisten sollte, ergäbe das eine sehr lange Liste.*

___ 3: *Wenn ich mir die Welt ansehe, erkenne ich nicht viel, wofür ich dankbar sein kann.*

___ 4: *Ich bin einer großen Anzahl von Menschen dankbar.*

___ 5: *Während ich älter werde, erkenne ich, dass ich besser in der Lage bin, die Menschen, die Ereignisse und die Situationen zu würdigen, die Teil meiner Lebensgeschichte gewesen sind.*

___ 6: *Es kann sehr viel Zeit vergehen, bevor ich für jemand oder etwas Dankbarkeit spüre.*

Auswertung:

Zählen sie Ihre Punktwerte für die Aussagen 1, 2, 4, und 5 zusammen. Kehren Sie Ihre Punktwerte für die Aussagen 3 und 6 um. Geben Sie sich also 1 Punkt, wenn Sie den Punktwert 7 eingetragen haben, 2 Punkte für den Punktwert 6 usw. Zählen Sie die umgedrehten Ziffern für die Aussage 3 und 6 zur Summe von Aussage Nr. 1, 2, 4, und 5 hinzu. Daraus ergibt sich Ihr Wert für die Dankbarkeit. Dieser muss zwischen 6 und 42 liegen.

Summe: _______

Vergleichswerte:

Auf Basis einer Stichprobe von 1244 Erwachsenen hier einige Anhaltspunkte, damit Sie Ihr Ergebnis richtig einordnen können: Bei einem Ergebnis von 35 und niedriger gehören Sie laut dieser Stichprobe zum unteren Viertel, was Dankbarkeit angeht. Liegt Ihre Zahl zwischen 36 und 38, so gehören Sie zur unteren Hälfte. Liegt sie zwischen 39 und 41, zählen Sie zum oberen Viertel und mit der Zahl 42 zum oberen Achtel. Die Ergebnisse von Frauen liegen etwas über denen von Männern und die Ergebnisse älterer Menschen etwas über denen der Jüngeren.

Gott sei Dank ...

Ein reicher Mann beobachtet einen Bettler, wie dieser etwas aus einem Abfallkorb herausfischt. Der reiche Mann sagt sich: *Gott sei Dank bin ich reich.* Der Bettler sieht einen Mann im Rollstuhl und sagt sich: *Gott sei Dank kann ich gehen.* Der Rollstuhlfahrer sieht eine Ambulanz mit Blaulicht vorbeifahren und sagt sich: *Gott sei Dank bin ich gesund.* Im Krankenhaus stirbt der Bettnachbar in einem Zweibettzimmer. Der Zurückgebliebene sagt sich: *Gott sei Dank bin ich am Leben.*

3. Mit innerer Einstellung zum Glück

Eine Hauptzutat, um im Alter glücklich zu sein, ist eine positive Einstellung. Das ist leichter gesagt als getan, denn zum Alterungsprozess gehören leider auch Krankheiten und Verluste dazu. Wir alle müssen damit rechnen vielleicht eines Tages Pflege zu beanspruchen – entweder in einem Heim oder durch einen ambulanten Pflegedienst. Wie wir mit diesem Wissen umgehen, beeinflusst unser Leben enorm. Dabei kann das Alter auch eine wunderbare Phase unseres Lebens sein, wenn wir sie mit einer guten Einstellung begehen.

Gesund und glücklich alt werden ist zu einem guten Teil Kopfsache. Wer nämlich dem Alter grundsätzlich positiv entgegensieht und sich auf das „Abenteuer Altern“ mit allem was dazu gehört einlässt, lebt in der Regel länger. Und bleibt obendrein auch noch länger gesund als jene Menschen, die ihre Zukunft nur in Grautönen sehen. Das hat eine Befragung von 150.000 Menschen in 101 Ländern ergeben. Die Studie hat gezeigt, dass den drei „Klassikern“ (nicht rauchen, wenig Alkohol, viel Bewegung) ein vierter hinzuzufügen ist: eine positive Einstellung und Respekt gegenüber dem Alter: Menschen mit einem positiven Bild vom Alter leben länger und altern besser und gesünder. Sie sind weniger depressiv oder ängstlich, erholen sich leichter von körperlichen Einschränkungen und erkranken weniger wahrscheinlich an Demenz. Eine Studie, in der jahrzehntelang das Leben von Amerikanern begleitet wurde, zeigt dies deutlich: **Menschen mit einem positiven Bild vom Alter lebten durchschnittlich siebeneinhalb Jahre länger als andere, die negativ auf das Alter blickten.** Eine Erklärung dafür: Wer dem Alter negativ gegenübersteht, hat einen höheren Stresspegel. Und Stress ist Auslöser einer ganzen Reihe von gesundheitlichen Problemen. Damit wir auf dem weiteren Weg ins Alter eine positive Sichtweise bewahren oder neu entdecken, können wir beispielsweise **negative Glaubensätze umformulieren.**

Was sind Glaubenssätze?

Jeder von uns hat bestimmte Glaubens- oder Überzeugungssysteme, die eng mit den eigenen persönlichen Werten verknüpft sind und die unsere Motivation und Leistungsfähigkeit erheblich beeinflussen können. Diese Systeme prägen auch unseren Lebenswillen im Alter. Glaubenssysteme bestehen dabei aus mehreren Glaubenssätzen, die sich gegenseitig stützen und verstärken. **Glaubenssätze sind der Ausdruck dessen, was wir über uns und die Welt denken.** Sie bestimmen unsere Erwartungen, das, was wir für wahr halten, und das, was wir erreichen können. Man könnte sie auch als **innere Überzeugungen** bezeichnen. Sie sind wichtig, weil sie für unser Unterbewusstsein die Welt überschaubarer und einfacher machen. **Positiv formulierte Glaubenssätze werden auch als Affirmationen bezeichnet.**

Eine Affirmation ist ein selbstbejahender Satz,
den wir uns selbst wieder und wieder sagen,
um unsere Gedanken umzuprogrammieren.

Der Begriff der Affirmation ist von dem lateinischen Wort „firmare" abgeleitet und bedeutet so viel wie „befestigen, versichern, ermutigen, zustimmen, stärken". Eine Affirmation ist somit eine Zustimmung oder Stärkung der getroffenen Aussage. Eine wohlüberlegte, zielgerichtete Affirmation ist daher die einfachste Methode, wenn es darum geht, die eigene Einstellung positiv zu verändern, vorausgesetzt, sie wird richtig formuliert und richtig angewandt.

Woher unsere Glaubenssätze kommen

Unsere Selbstgespräche, unsere inneren Dialoge, all dies ist ein Strom von Glaubenssätzen und Affirmationen. Praktisch in jedem Augenblick unseres (wachen) Lebens benutzen wir Glaubenssätze und Affirmationen, ob wir uns dessen bewusst sind oder nicht.

Dabei folgt das, was wir über uns selbst und das Leben denken und glauben, unseren ganz persönlichen Denkmustern. Wir kommen jedoch nicht mit diesen Denkmustern und Glaubenssätzen zur Welt, sondern erwerben sie im Verlauf unserer persönlichen Entwicklung. Unsere Glaubenssätze sind durch unsere Erziehung, unsere Beobachtungen und unsere Erfahrungen entstanden. Die gute Nachricht ist: Glaubenssätze sind keine unumstößlichen Lebensregeln, sondern können bewusst und gezielt verändert werden – eine Tatsache, die sehr wichtig ist.

Wirkung von Glaubenssätzen

Der französische Apotheker Émile Coué fand bereits Anfang des 20. Jahrhunderts heraus, dass die Wirkung der Medikamente, die er seinen Kunden verkaufte, davon abhing, mit welchen Worten er diese überreichte. Wenn er sagte: *„Mit diesem Medikament werden Sie sicher ganz schnell gesund“*, wirkte die Arznei besser, als wenn er keinen Kommentar dazu abgab. Seine Patienten sollten sich zudem täglich folgende Formel morgens, mittags und abends jeweils 25-mal halblaut vorsagen: ***„Es geht mir Tag für Tag und in jeder Hinsicht immer besser und besser.“*** Mit dieser Methode erzielte Coué überwältigende Erfolge, und seine Patienten kamen von nah und fern. Aus seinen Beobachtungen entwickelte Coué die Lehre der **Autosuggestion.** Er erkannte, dass die gedankliche Selbstbeeinflussung des Kranken entscheidend für dessen Heilung ist. Coué beschrieb zwei grundlegende Erkenntnisse:

- Jeder Gedanke in uns hat die Tendenz, zur Realität zu werden.
- Jeder Mensch ist in der Lage, sein Wohlbefinden durch positive Glaubenssätze zu steigern.

Inzwischen ist diese Erkenntnis durch eine Vielzahl wissenschaftlicher Studien belegt. Neben unseren Körperfunktionen wird auch unser Verhalten maßgeblich von unseren Überzeugungen und unserem Glauben geprägt. **Glaubenssätze bestimmen und formen somit unser tagtägliches Leben und Erleben.**

Kraft der Gedanken

Unsere Gedanken kommen und gehen. Nicht zu denken, ist physisch eigentlich nicht möglich. Unsere Sinne und Erinnerungen regen unser Gehirn zum Denken an, und in diesem Gedankenstrom entsteht das, was wir laut oder leise aussprechen oder still für uns behalten. Der Tag hat 24 Stunden; etwa drei Viertel davon erleben wir bewusst. In dieser Zeit können wir bestimmen, was wir denken. Wir haben also etwa 18 Stunden lang die Möglichkeit, Förderliches oder Hinderliches zu denken, zu grübeln oder uns zu freuen. Pro Tag steuert unser Gehirn ca. 30.000 bis 60.000 Gedanken. Davon sind **lediglich 3 Prozent positive, aufbauende Gedanken, 25 Prozent sind negative Gedanken, und 72 Prozent sind neutrale, flüchtige bzw. unbedeutende Gedanken.**

Allein das Verhältnis von 3 zu 25 Prozent zeigt schon, wie unausgewogen die Relation zwischen negativen und positiven Gedanken ist. In Krisensituationen und bei Krankheiten kann sich dieses Verhältnis darüber hinaus eklatant verschieben: Nicht selten stehen dann den 3 Prozent positiven Gedanken 75 Prozent an negativen gegenüber. Prägen wir uns einen Gedanken ein, dann hat das Konsequenzen: Der Gedanke wird uns vertraut, kann zur inneren Überzeugung werden und wirkt dann in unsere Worte und Handlungen hinein. Und damit wird auch verständlich, dass **Glaubenssätze und Affirmationen das verstärken, was wir glauben, spüren, sehen oder haben wollen.** Wir sind heute im körperlichen wie auch im geistigen Sinn genau das, was unsere Gedanken aus uns gemacht haben. Die Gedankenwelt ist deshalb auch für unsere Zukunft enorm wichtig. Richtig angewandt, können uns auch im Alter Affirmationen als Wegbereiter und Verstärker für erwünschte Gefühle, Visionen und Veränderungen dienen.

Erkenntnisse der Gehirnforschung

Die Bereiche für positives oder negatives Denken in unserem Gehirn sind in verschiedenen Regionen untergebracht. Im rechten Frontallappen des Gehirns, der sich etwas oberhalb der Schläfe befindet, sitzt das Areal für alle negativen Gedanken, Gefühle und Überzeugungen. Im linken Frontallappen des Gehirns, also genau gegenüber, liegt das Zentrum für unsere positiven Gedanken.

Diese beiden Zentren sind unterschiedlich groß entwickelt, und zwar je nachdem, wie unsere Denkgewohnheiten ausgeprägt sind. Denken wir oft negativ über uns und die Welt, wird der rechte Frontallappen sehr ausgeprägt sein. Sind wir eher optimistisch und denken gern positiv über uns und die Welt, ist das Areal auf der linken Seite größer und stärker entwickelt. **Unser Gehirn passt sich immer dem an, was wir vorrangig tun und denken. Man spricht in diesem Zusammenhang auch von der *Plastizität des Gehirns*.**

Wussten Sie, dass …

… Kopfarbeiter rund 50.000 Gedanken pro Arbeitstag denken? Zu 90 Prozent denken wir stets das Gleiche, und die meisten Menschen richten ihren Fokus unbewusst auf Probleme.

Die Medizin kann durch eine Magnetresonanztomografie sehr genau messen, welches Gehirnareal in der Vergangenheit intensiver entwickelt wurde. Wenn wir nörgeln, schimpfen, streiten, uns selbst beschimpfen oder fertigmachen, vergrößert sich der rechte Bereich des Gehirns und wird uns sehr rasch selbstständig mit weiteren negativen Gedanken bombardieren und automatische Gedankenketten in diese Richtung fördern.

Das linke Areal für positive Gedanken wird währenddessen kleiner werden und immer mehr verkümmern. Wir werden also nur noch selten positive Gedanken über uns und andere haben. Denken wir dagegen vorrangig positiv, loben wir uns, sind wir stolz auf uns, sagen wir Schönes über uns und andere, so wird sich der linke Bereich vergrößern und unser gesamtes Denken darauf ausrichten. **Wir werden uns immer positiver wahrnehmen, und unser Leben wird sich danach ausrichten.** Zu bedenken ist allerdings, dass wir Menschen unbewusst meistens negativ denken. Nämlich, indem wir unseren Gedanken einfach freien Lauf lassen. Dabei hat unser Gehirn die Tendenz, sich auf die Gefahren und Probleme des Lebens zu konzentrieren und diese noch größer zu machen, als sie sind. All unsere Befürchtungen und Ängste lassen uns genau das wahrnehmen, was sie bestätigt, und uns passend dazu verhalten. **Die Erkenntnisse der Hirnforschung zeigen jedoch auch, dass unser Gehirn die Fähigkeit besitzt, seine Vernetzungen zu ändern und neue Verknüpfungen von Nervenzellen auszubilden, wenn wir für eine gewisse Zeit Neues tun oder anderes denken.** Nach der Theorie der ***neuronalen Plastizität*** ist unser Gehirn bis ans Lebensende in höchstem Maße form- und veränderbar. Dementsprechend sind auch unser Geist und unsere Wahrnehmung noch im Alter form- und veränderbar.

Durch bestimmte Gedanken, Erinnerungen, Wünsche, Erfahrungen sowie etwa durch positive Glaubenssätze und Visualisierungen können wir die neuronale Plastizität so anregen, dass sich die Netze im Gehirn dementsprechend verändern. Dies führt zur Umgestaltung des neuronalen Schaltplans unseres Gehirns. Da unser Gehirn bestimmt, wer wir sind und wie wir die Wirklichkeit sehen, führt dies auch zur Umgestaltung unserer Wirklichkeit und damit unseres Lebens.

Die neuronale Plastizität versetzt uns somit in die glückliche Lage, unser Leben in jede beliebige Richtung entwickeln zu können. Die wissenschaftliche Tatsache, dass unser Gehirn eine derartige Formbarkeit besitzt, lässt Gehirnforscher Niels Birbaumer auf Folgendes schließen: *„Da unser Gehirn unsere Realität bestimmt und dabei hochgradig formbar ist, können wir auch durch bestimmte Techniken und Methoden mühelos unsere Wahrnehmung und Bewertung der Wirklichkeit verändern und somit auch unsere Welt entsprechend unseren Wünschen, Träumen und Zielen transformieren. Die Lehren der Neurobiologie über die neuronale Plastizität sind für diese Aussagen eine unleugbare Grundlage und zugleich der Beweis für die Machbarkeit."*

Wenn wir bewusst steuern, was wir erleben und wahrnehmen, bzw. wenn wir darauf achten, womit wir unser Gehirn füttern, so verändern wir es auch entsprechend diesem Input: Unser Gehirn organisiert sich demgemäß neu. **Es liegt immer in unserer Hand, welchen Bereich des Gehirns wir nutzen und vergrößern wollen.** Das Faszinierende daran ist, dass wir jederzeit eine neue Wirklichkeit für unser Leben erschaffen können. Wenn wir für eine gewisse Zeit durch neue Denkweisen unsere bisher brachliegenden Abschnitte des Gehirns trainieren, können unsere Erfahrungen in Zukunft völlig anders verlaufen. Wir löschen regelrecht alte Programme im Gehirn und erschaffen neue.

Arten von Glaubenssätzen

Unsere Überzeugungen und Glaubenssätze wirken also auf unser Leben, indem sie unsere Sicht der Dinge und damit auch unsere Handlungen entweder positiv unterstützen oder aber einschränken. Im Idealfall stimmen unsere Glaubenssätze mit unseren Werten und Zielen überein; dann sind es **positive Glaubenssätze.** Im negativen Fall behindern sie uns in unserer Entwicklung und der Erreichung unserer Ziele, womit es sich um **negative oder beeinträchtigende Glaubenssätze** handelt.

Negative Glaubenssätze

Negative Glaubenssätze sind Aussagen über vermeintliche Mängel in bzw. an uns, die sich als Überzeugungen verfestigt und als Blockaden in uns verankert haben. Einschränkende Glaubenssätze begrenzen uns und führen dazu, dass wir sehr viel weniger Spaß, positive Ergebnisse und Lebensglück haben, als wir könnten. Die Krux an einschränkenden Glaubenssätzen ist zudem: Negative Glaubenssätze lösen negative Gedanken aus. Diese Gedanken erzeugen dann bestimmte Gefühle, die wiederum zu einem bestimmten Verhalten führen. Wir kennen diesen Grundsatz auch unter dem Begriff der ***selbsterfüllenden Prophezeiung***.

Wenn Sie den Glaubenssatz *„Ich sehe nicht mehr jung aus, und keiner interessiert sich für mich“* haben, werden Sie Unsicherheit ausstrahlen und sich so schüchtern verhalten, dass sich niemand mit Ihnen unterhält. Darauf reagieren Sie mit Gedanken wie *„Keiner redet mit mir, niemand nimmt mich wahr“* **(Gedanke)**, was wiederum zur Folge hat, dass Sie sich noch unsicherer fühlen **(Gefühl)** und noch mehr zurückziehen **(Verhalten)**. Folglich werden Sie noch weniger beachtet, was Ihnen letztlich die Bestätigung gibt: *„Ich sag’s ja immer: Ich sehe nicht jung aus, und keiner interessiert sich für mich.“* Und weil Sie sich selbst bestätigen, wird die Annahme, dass dies die einzig mögliche Realität ist, immer fester und trägt dazu bei, dass Sie sich unsicher und wertlos fühlen.

Leider neigen wir Menschen auch dazu, einmal gemachte negative Erfahrungen zu generalisieren. Wenn wir einmal etwas erfolglos ausprobiert haben, laufen wir Gefahr, in diesem negativen Resultat eine Regelmäßigkeit zu erkennen zu glauben. Angenommen, Sie haben einen Vortrag gehalten, obwohl Sie überzeugt waren, dem nicht gewachsen zu sein. Der Vortrag missglückt dann auch tatsächlich, woraufhin Sie sich schwören: *„Das mache ich nie wieder, das kann ich nicht!“* Folge dieser Verallgemeinerung kann sein, dass Sie nie mehr einen Vortrag halten werden.

Hier ein paar weit verbreitete negative Glaubenssätze:

- *Ich bin zu alt.*
- *Ich bin nichts wert.*
- *Ich bin unwichtig.*
- *Ich bin nicht wert, geliebt zu werden.*
- *Ich verdiene keine Beachtung.*
- *Andere werden immer bevorzugt.*
- *Ich bin schuldig.*
- *Frauen sind minderwertig.*
- *Ich wirke als Frau nicht anziehend auf andere.*
- *Ich bin nicht begehrenswert.*
- *Ich bin zu dick (zu dünn / zu groß / zu klein / ...).*
- *Meine Beine sind zu dick (Meine Augen sind zu klein / Meine Haare sind zu dünn ...).*
- *Meine Taille ist zu breit (Mein Bauch ist zu dick / Mein Rücken ist zu krumm ...).*
- *Ich bin eine Versagerin.*
- *Ich habe zwei linke Hände.*
- *Ich bin hilflos.*
- *Ich bin machtlos.*
- *Ich darf meine Meinung nicht sagen.*
- *Ich mache immer alles falsch.*
- *Ich bin immer die Letzte.*
- *Ich bin uninteressant.*

Laut einer Studie der Harvard University hört **jeder Jugendliche bis zu seinem 18. Lebensjahr ca. 180.000 solcher negativen Suggestionen.** Diese Suggestionen können dann durch ihre häufigen Wiederholungen zu Glaubenssätzen werden und verschütten damit unsere Zuversicht, unsere Begabungen und unseren Glauben. Nachfolgend finden Sie zwei einschränkende Glaubenssätze und dazu Beispiele, die Sie nachdenklich stimmen sollten.

1. ***Ich bin zu alt:***

- Hulda Crooks wusste mit 60 noch nicht, dass sie mit 70 das Bergsteigen als neues Hobby für sich entdecken würde. Mit 90 war sie die älteste Frau, die jemals den Fudschijama bestiegen hatte.
- Madeline Scotto ist die älteste Mathematik-Lehrerin der USA und unterrichtet noch mit über 100 Jahren.
- Johanna Quaas aus Halle ist die älteste Wettkampfturnerin der Welt. Bis zu ihrem 92. Lebensjahr ließ sie kein Turnfest aus.
- Erika Rischko wird mit 81 Jahren zur Fitness-Influencerin und hat über 115.000 Follower auf TikTok.
- Die amerikanische Modeikone Iris Apfel, Jahrgang 1921, gehört zu den Topmodels der Gegenwart.

2. ***Meine körperlichen Beeinträchtigungen hindern mich daran, glücklich zu sein:***

- Der blinde Sänger José Feliciano erspielte sich 38 goldene Schallplatten.
- Auch der blinde Popsänger Stevie Wonder ist weltberühmt geworden.
- Sylvester Stallone wurde trotz seines gelähmten Augenlids und seiner langsamen Sprechweise einer der größten Helden Hollywoods.

Glücks-Tipp: Positive Glaubenssätze formulieren

„Nicht der Wille ist der Antrieb unseres Handelns, sondern die Vorstellungskraft“, schrieb der französische Apotheker Émile Coué in seinem Buch über die Grundsätze der Autosuggestion.

Konkret bedeutet das: Alle Macht liegt in unseren Gedanken – wir bekommen das, was wir uns vorstellen. Wenn Sie positive Gedanken und Anregungen in Ihr Unterbewusstsein einfließen lassen, wird dies letztlich eine positive oder optimistische Einstellung aufbauen. Wenn Sie es sich zur Gewohnheit machen, positive Ideen und Formulierungen in Ihr Unterbewusstsein einzubringen, fängt dieses an, ähnliche Denkmuster zu produzieren. Und wenn Ihre Gedanken positiv werden, werden auch Sie optimistischer. Indem Sie Affirmationen rezitieren, stärken Sie sich selbst und bauen eine gesunde Denkweise auf, die immer an Wachstum, Entwicklung und neuen Ideen ausgerichtet ist.

Zehn Gründe für die Arbeit mit Affirmationen:

Mit Affirmationen ...

1. ... fördern Sie hilfreiche, positive Glaubenssätze in Ihnen selbst und verankern sie wirkungsvoll
2. ... richten Sie Ihren Geist bewusst auf das, was Ihnen gut tut.
3. ... wirken Sie negativen inneren Dialogen entgegen.
4. ... motivieren Sie sich mit klaren Worten.
5. ... spornen Sie sich selbst an, zu tun, was Sie tun wollen.
6. ... verstärken Sie bewusst Ihre Wünsche und Vorstellungen.
7. ... machen Sie Veränderung möglich, weil Sie vorausdenken, was sein kann.
8. ... gewinnen Sie mehr Bewusstheit über Ihre eigenen Denkmuster.
9. ... achten Sie besser auf Ihre Gedanken und Gefühle.
10. ... nehmen Sie positiven Einfluss auf sich selbst.

Die größte Entscheidung deines Lebens liegt darin, dass du dein Leben ändern kannst, indem du deine Geisteshaltung änderst.

Albert Schweitzer

Merkmale positiver Affirmationen

Damit Ihre positiven Glaubenssätze bzw. Affirmationen so effektiv wie möglich für Sie wirken können, sind folgende wichtige Punkte zu beachten:

Positiv formuliert

Gerade wenn sich Ihr typisches Denkmuster in Richtung des Negativen bewegt, achten Sie darauf, Ihre **Affirmationen immer positiv zu formulieren**. Der Sinn von Affirmationen liegt gerade darin, den Geist neu zu trainieren, um mehr positives Denken zu erreichen. Daher ist es absolut notwendig, dass Ihre Affirmationen keine negativen Begriffe enthalten: *„Ich werde NICHT mehr …"* legt den Fokus Ihrer Aufmerksamkeit auf das Unerwünschte. *„Ich bin vollkommen frei von …"* schafft dagegen eine neue Selbstbeschreibung, die Ihnen neue Potenziale des Handelns und Erlebens erschließt. Die Formulierung *„Ich will keine Angst haben"* fokussiert das Negative, während sich die Aussage *„Ich fühle mich sicher und geborgen"* auf das Positive konzentriert. Achten Sie daher darauf, dass Ihre Affirmationen keine Verneinungen enthalten, und vermeiden Sie Worte wie *nicht, nie, aber, obwohl, stattdessen, trotz.*

Denken Sie nicht an eine reife, frische Erdbeere! Woran denken Sie sofort? Etwa an eine Erdbeere? Der Grund liegt darin, dass **Bilder, die in unserem Kopf entstehen, eine Verneinung ignorieren.** Deshalb hatten Sie soeben ein Bild von einer frischen Erdbeere vor Augen. Eine Verneinung kann das Gehirn nur erfassen, wenn diese bildhaft dargestellt wird. Im vorliegenden Beispiel etwa, wenn die reife, frische Erdbeere z. B. in Gedanken mit einem Rotstift durchgestrichen wird. Erst jetzt weiß unser Gehirn, dass ein

„nicht“, also eine Verneinung, gemeint ist. Auch das bekannte Spiel „Stille Post“ spiegelt diese Reaktion wider. „Der Hahn ist nicht tot“ wird vom ersten Spieler an den nächsten weitergegeben. Schon beim dritten bis fünften Mitspieler wird sich dieser Satz in „Der Hahn ist tot“ ändern. Versuchen Sie es selbst einmal.

Enthält ein Satz eine Verneinung, braucht unser Gehirn beim Verarbeiten der Information länger. Unser Gehirn besteht aus zwei Hälften. Die linke Gehirnhälfte ist für die Logik und die Linearität verantwortlich. Sie verarbeitet Sachinformationen. Mit der rechten Gehirnhälfte verarbeiten wir Bilder, Emotionen und Erlebnisse. Wenn Sie die Aufforderung *„Denken Sie nicht an einen frisch gepressten Orangensaft!“* hören, kommt links die Botschaft logisch richtig an, doch mit der rechten Gehirnhälfte sehen und erleben Sie im selben Moment den Orangensaft. **Die rechte Gehirnhälfte versteht also keine Negationen.** Verneinungen sind folglich Doppelbotschaften: Links kommt etwas anderes an als rechts.

Mit Negationen in Affirmationen stiften Sie also nur Verwirrung im Gehirn. Diese negativen Aussagen, so gering sie auch sein mögen, beeinträchtigen die positive Kraft Ihrer Affirmation. Gerade wenn es darum geht, eine Gewohnheit zu ändern, auf ein Ziel hinzuarbeiten oder einen bestimmten Aspekt Ihres Lebens zu verändern, sollte diese Veränderung stets positiv gestaltet werden. Aus diesem Grund wird auch im Mentaltraining ausschließlich mit positiven Formulierungen gearbeitet.

Sollten bei Ihrem ersten Versuch, eine Affirmation zu kreieren, doch noch einige negative Wörter darin enthalten sein, bleiben Sie entspannt. Es erfordert einige Übung, diese negativen Denkmuster zu überwinden. **Überarbeiten Sie Ihre Affirmation einfach so lange, bis Ihre Aussage ausschließlich positive Formulierungen enthält.**

So kurz wie möglich

Affirmationen sollten relativ kurz sein. Sie bestehen in der Regel aus einem Satz, können aber gelegentlich auch zwei Sätze umfassen. Da Sie Ihre Affirmationen auch tagsüber mehrmals wiederholen sollten, ist es sinnvoll, diese **kurz und prägnant** zu halten. Sind sie zu lang, lassen Sie sich leichter ablenken und können die Konzentration nicht halten. Außerdem ist es für Ihren Verstand viel schwieriger, eine längere Affirmation zu verarbeiten. Zudem bergen lange Affirmationen die Gefahr, dass sich doch noch negative Inhalte in Ihren positiven Glaubenssatz einschleichen. Ein Negativbeispiel: *„Ich bin bereit, jede Herausforderung anzunehmen, und weiß, dass ich bei allem, was ich tue, nicht an meinen Ängsten scheitern werde."*

Um Ihren Gedanken Kraft zu geben, versuchen Sie also, die Affirmation möglichst kurz zu halten, und konzentrieren Sie sich auf das Hauptziel, das Sie erreichen wollen. Nur wenn sich zwei Affirmationen formal und/oder emotional gut ergänzen, können Sie diese auch gleichzeitig verwenden. Von Hand geschrieben, sollte eine Affirmation eine, maximal zwei Zeilen umfassen; wenn Sie Ihre Affirmation am PC schreiben, sollte sie nicht mehr als rund 75 Zeichen enthalten.

In der Gegenwart

Ihre Affirmationen sollten immer in der Gegenwart formuliert sein. Dabei wird jede Ihrer Affirmationen ein Verb enthalten. Denken Sie daran, dass ein Verb ein Wort ist, das eine Handlung oder einen Zustand des Seins ausdrückt. Viele Affirmationen enthalten eine Form des Verbs *„sein"*, wie zum Beispiel *„bin"*, *„ist"* und *„sind"*. Wir verwenden verschiedene Formen desselben Verbs, um verschiedene Zeiten auszudrücken. **Affirmationen sollen immer in der Gegenwartsform gedacht, gesprochen oder geschrieben werden,** um anzuzeigen, dass sie sich im Hier und Jetzt abspielen. Hier sind zwei Beispiele, um Ihnen die Unterschiede zwischen Gegenwart, Vergangenheit und Zukunft aufzuzeigen.

> Vergangenheit: *Mein Körper war gesund, stark und kraftvoll.*
> Zukunft: *Mein Körper wird gesund, stark und kraftvoll sein.*
> Gegenwart: *Mein Körper ist gesund, stark und kraftvoll.*
>
> Vergangenheit: *Ich war eine gute Großmutter.*
> Zukunft: *Ich werde eine gute Großmutter sein.*
> Gegenwart: *Ich bin eine gute Großmutter.*

Der einzige Unterschied in jeder Version ist die Verbform. Die Gegenwartsform macht deutlich, dass diese Affirmation gerade jetzt geschieht. Affirmationen, die sich auf die Vergangenheit beziehen, sind eine Form der negativen Affirmation. Es sind keine Behauptungen, sondern mitunter verpasste Gelegenheiten. Ihre Aussagen sollten sich jedoch nicht auf vergangene Fehler beziehen oder Erfolge der Vergangenheit rühmen, sondern in der Gegenwart ein positives Gefühl erzeugen.

Auch Affirmationen, die in der Zukunftsform formuliert sind, sind nicht so wirksam wie Affirmationen in der Gegenwartsform. Viele Menschen machen Pläne, um positive Veränderungen in ihrem Leben zu bewirken, aber es gelingt ihnen oft nicht, den gewünschten Zustand zu erreichen. Das liegt mitunter auch daran, dass sie davon ausgehen, diese Änderungen erst in der Zukunft anzugehen, anstatt sie gedanklich in die Gegenwart zu holen. Statt zu denken: *„Ich werde einen schönen Tag erleben"*, denken Sie einfach: *„Ich erlebe einen schönen Tag."* **Halten Sie Ihre Affirmationen in der Gegenwart, und Sie sind auf dem besten Weg, eine positive Veränderung in Ihrer Realität zu erreichen.**

Mit Gefühlen unterlegt

Wenn wir uns etwas vorstellen oder an etwas denken, dann können wir diese Gedanken zusätzlich mit positiven oder negativen Gefühlen unterlegen und auf diese Art intensivieren. So verstärken wir negative Affirmationen mit Gefühlen wie Hass, Neid, Eifersucht, Schmerz oder Traurigkeit. Positive Affirmationen hingegen verstärken wir mit Gefühlen wie Freude, Liebe, Dankbarkeit oder Glück. Deshalb sind Sie gut beraten, sich die Erfüllung Ihrer positiven Affirmationen mit diesen Gefühlen auszumalen und in Gedanken zu erleben. Je mehr Gefühle Sie in die Suggestion legen können, desto besser.

Affirmationen, die mit einer starken Emotion verknüpft sind, wirken intensiver. Deshalb brennt sich zum Beispiel auch das Ausschimpfen eines Kindes stärker in sein Unterbewusstsein ein und wirkt sich negativer aus, wenn es dabei ein Gefühl der Scham oder Ohnmacht empfindet. Nutzen Sie diesen Effekt positiv, indem Sie sich Ihre Affirmation mit Begeisterung und Freude einpflanzen. Viele Menschen kreieren Affirmationen, die den Fokus mehr auf ihre äußeren Bedingungen legen als darauf, wie sie sich tatsächlich fühlen bzw. fühlen möchten. Das hat zur Folge, dass sich ihre Überzeugungen und Handlungen nicht ändern und ihre aktuellen Verhältnisse dann leider so bleiben, wie sie sind. **Affirmationen, die nicht mit Gefühlen verankert sind, verfehlen nämlich ihre Wirkung.**

Gefühle sind unsere unbewussten Ratgeber und veranlassen uns zu einem bestimmten Verhalten. Alles, was mit entsprechend intensiven positiven Gefühlen unterlegt ist, wirkt stärker. Wenn Sie anders fühlen, werden Sie anfangen, anders zu denken. Und wenn Sie anders denken, werden Sie anders handeln. Und wenn Sie anders handeln, werden Sie auch andere, positivere Erfahrungen machen. Und wenn Sie positive Erfahrungen machen, verändern sich auch Ihre Denkmuster hin zum Positiven.

Alles, was keine Emotion auslöst, ist für unser Gehirn wertlos.

Hans Georg Häusel

Die Gefühle, die sich bei Ihnen beim Denken oder Aufsagen einer Affirmation einstellen sollten, sind Freude und Dankbarkeit. **Freude** stellt sich dann ein, wenn die Affirmation wirklich von Herzen kommt, und **Dankbarkeit** beginnen Sie zu empfinden, wenn Sie innerlich fühlen, dass Sie die Affirmation an das erwünschte Ziel bringt.

Stellen Sie Ihre ausformulierte Affirmation also IMMER auf den emotionalen Prüfstand. Sprechen Sie sie laut aus und spüren Sie in sich hinein, wie es sich anfühlt. Nur wenn Sie dabei Gefühle der Freude oder Dankbarkeit spüren, ist es die passende Affirmation. Eine Möglichkeit, Ihre Affirmation auf ihren „Gefühlsgehalt" zu überprüfen, ist, sie in eine Formulierung zu bringen, wie:

- *Ich freue mich, ...*
- *Ich bin dankbar, ...*

So können Sie die Stimmigkeit der Aussage zwischen Verstand und Emotion überprüfen und sichergehen, dass Ihre Affirmation auch bestmöglich wirkt. Denken Sie daran: Die wahre Kraft einer Affirmation ist, dass sie Sie anders fühlen lässt. Spüren und beurteilen Sie immer, welches Gefühl eine Affirmation in Ihnen hervorruft. Wenn sie kein positives Gefühl in Ihnen auslöst, haben Sie noch nicht die richtige Affirmation gefunden.

Beispiele positiver Affirmationen:

- Ich bin dankbar für meine Möglichkeiten
- Mein Leben erfüllt mich mit Freude
- Meine Gelenke fühlen sich stark und gesund an
- Ich genieße meine Gesundheit und meine Energie
- Körperliche Bewegung tut mir gut
- Ich liebe mich selbst und ich liebe meinen Körper
- Ich gönne mir die Ruhe, die ich brauche
- Mit Stolz und Freude blicke ich auf das bisher Geschaffte
- Ich lerne immer besser, anzuerkennen, was ich nicht ändern kann
- Ich erlebe mit meinem Partner Glück und Erfüllung
- Ich habe eine liebevolle Beziehung zu meinen Kindern / Enkeln
- Ich achte auf die Bedürfnisse der anderen
- Ich habe jeden Tag eine positive Einstellung

Wenn Sie mehr über die Anwendung und Wirkung von Affirmationen wissen möchten, lesen Sie den Ratgeber: *„Glaubenssätze - Ihre persönliche Formel für mehr Glück und Erfolg"* von Dr. Beate Guldenschuh-Feßler. Darin erfahren Sie alles über die Auflösung einschränkender Glaubenssätze, Tipps zum richtigen Rezitieren, Techniken zur Verstärkung sowie über 2.000 Affirmationen zu den unterschiedlichsten Lebensbereichen.

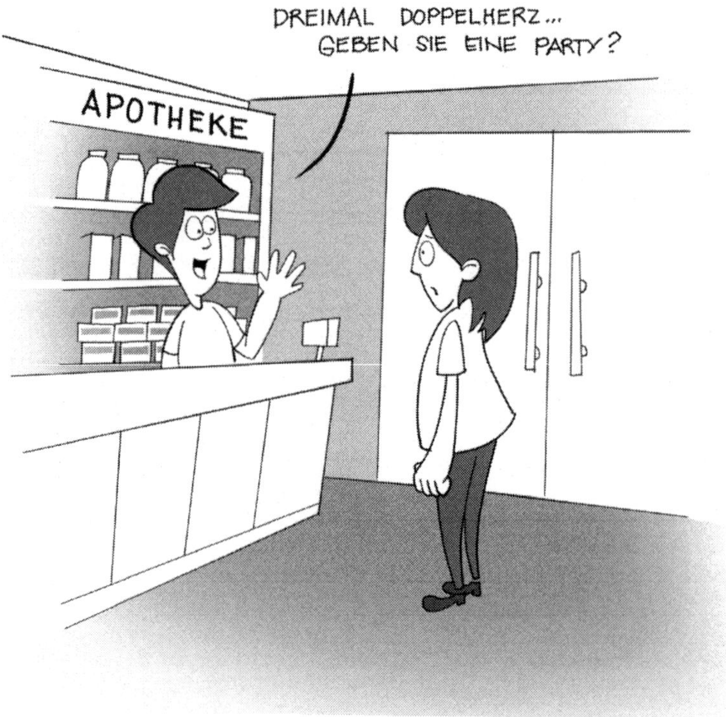
DREIMAL DOPPELHERZ...
GEBEN SIE EINE PARTY?
APOTHEKE

4. Wie Optimismus glücklich macht

In Deutschland leben rund 720.000 Frauen, die neunzig oder älter sind. Zwei Drittel von ihnen leben zu Hause, nur ein Drittel in betreuten Einrichtungen. Altersforscher der Universität Erlangen-Nürnberg untersuchten 2018 in einer Studie die Lebenssituation von rund 200 Frauen und Männern im Alter zwischen 90 bis 100 Jahren. Die Studie behandelt das Phänomen der psychologischen Widerstandskraft (Resilienz) von Menschen jenseits der 90, die vital, zuversichtlich und durch Lebensmut geprägt sind. Viele der in dieser Studie untersuchten Hochbetagten hatten ein positives Lebensgefühl und pflegten einen aktiven Lebensstil. Sie fühlten sich in der Regel deutlich jünger, als ihr tatsächliches Alter und ihr Gesundheitszustand erwarten ließen. Dabei sind viele der Teilnehmerinnen von oftmals hohen gesundheitlichen Belastungen und zahlreichen medizinisch diagnostizierten Krankheiten nicht verschont geblieben. **Wider Erwarten scheint der der gesundheitliche Zustand keinen oder nur wenig Einfluss auf die Lebensqualität im Alter zu haben.** Die Teilnehmerinnen zeigten, unabhängig von körperlichen Belastungen, eine große Zuversicht und Lebensfreude. Das Forschungsprojekt lässt den Schluss zu, dass Lebenswille und Optimismus der Schlüssel zu einem langen Leben in weitgehender Selbstbestimmung sind.

Eine positive Sicht der Dinge verdrängt negative Gedanken, macht das Leben leichter und stärkt auch Körper und Geist. **So zeigen auch andere Studien, dass Menschen mit einer positiven Grundeinstellung länger und glücklicher leben sowie tendenziell gesünder sind, als zum Pessimismus neigende Personen.**

Dazu wurde im Jahre 2001 folgende Studie durchgeführt: Studienteilnehmer waren sechshundert US-amerikanische Nonnen, die sich bereit erklärten, persönliche Texte offenzulegen, die sie während ihres Ordenseintritts verfasst hatten. Das war etwa um 1940; die angehenden Ordensschwestern waren zu diesem Zeitpunkt durchschnittlich 22 Jahre alt. Die Forscher untersuchten die Texte auf positive emotionale Wörter und generelle Positivität.

Sie schlossen daraus, wie die Grundstimmung der Nonnen zu diesem Zeitpunkt gewesen war. Die Nonnen erlaubten den Forschern weiterhin, ihre Gehirne nach ihrem Tod auf degenerative Veränderungen zu untersuchen. Zum Zeitpunkt der Analyse waren etwa 60 Prozent der Nonnen verstorben. Deshalb wurde auch ihre Lebensdauer in die Studie aufgenommen. Da sich ihre äußeren Lebensumstände stark glichen, kann man davon ausgehen, dass andere Einflussfaktoren eine eher untergeordnete Rolle spielten. Die Ergebnisse:

- Alle Nonnen, denen 1940 eine positive Grundstimmung bescheinigt wurde, lebten im Schnitt **zehn Jahre länger.**
- Die Gehirne der glücklicheren Nonnen wiesen deutlich weniger Anzeichen von degenerativen Veränderungen (Alzheimer) auf. **Diese Nonnen waren bis zu ihrem Tod geistig gesund.**
- 54 Prozent der glücklichsten Nonnen wurden mindestens **94 Jahre** alt, während nur 15 Prozent der unglücklichsten dieses Alter erreichten.

Eine US-amerikanische Studie aus dem Jahr 2009 mit über 97.000 gesunden Teilnehmerinnen verschiedenen Alters kam zu dem Ergebnis, dass optimistische Frauen nach acht Jahren eine geringere Sterblichkeitsrate hatten als Frauen mit einer feindlichen, zynischen Lebenseinstellung. Eine langjährige Studie von Wissenschaftlern der Universität in Boston verfolgte zwei verschiedene Bevölkerungsgruppen über 10 und über 30 Jahre (9) hinweg. Das Ergebnis: Je optimistischer die Teilnehmer, desto länger die Lebensdauer. Die Ergebnisse dieser Studiendeuten auf Folgendes hin: **Eine optimistische Grundstimmung hat einen positiven**

Einfluss auf Gesundheit und Lebensdauer. Eine positive Lebenseinstellung kann enorm viel bewirken, und wer sich auch trotz Stress und Belastungen seinen Optimismus bewahrt, ist zudem besser vor Infektionen geschützt als ein Pessimist in der gleichen Situation. Zudem hat die moderne Hirnforschung bewiesen: Wer sich jeden Tag des Lebens freut und Probleme nicht als Barriere, sondern als Herausforderung sieht, der aktiviert das Belohnungszentrum im Gehirn, wo die guten Gefühle entstehen. **Das Zentrum wird dabei wie ein Muskel auf- und ausgebaut, und die guten Gefühle entwickeln sich immer leichter.**

Wussten Sie, dass ...

... Menschen mit einem gesunden Optimismus im Durchschnitt 20 Prozent länger leben, körperlich gesünder sind und glücklichere Beziehungen führen? Eine pessimistische Weltsicht hingegen verkürzt die Lebenszeit nachweislich um etwa drei Jahre.

Glücks-Tipp: Das Gute sehen

Manch ältere Menschen verfallen der Versuchung, die Gegenwart mit der doch so *„guten alten Zeit"* zu vergleichen und sind der Meinung, dass früher alles einfacher, leichter und besser war.

Dabei gilt: Fast alles wurde besser, aber kaum jemand merkt es. Menschen in Deutschland und der Welt waren noch nie so sicher, frei, wohlhabend und sogar zufrieden. Egal wie man es misst, fasst jeder Aspekt der Lebensqualität steigt weltweit an. Trotzdem vermuten nur vier Prozent der Deutschen, dass die Welt besser wird. **Hinter der (meist unbegründeten) Glorifizierung der Vergangenheit stehen jedoch psychologische Effekte:**

Etliche Studien belegen, dass wir die Vergangenheit oft durch eine rosarote Brille betrachten – und die Gegenwart kann damit selten mithalten. Bereits 1997 zeigten dies Forscher um Terrence Mitchel von der University of Washington in Seattle. Sie befragten die Teilnehmer während einer Europareise, einer Fahrradtour sowie eines Ausflugs an Thanksgiving (dem amerikanischen Erntedankfest), wie gut ihnen diese Unternehmungen gefielen. Die Antworten fielen mittelmäßig aus. Erkundigte man sich bei denselben Menschen jedoch einige Wochen später nach dem jeweiligen Erlebnis, so fanden sie es fast durchweg positiver. Der Grund: **Wir erinnern uns oft nur an die schönen Seiten der Vergangenheit, alles Beschwerliche und Lästige gerät hingegen in Vergessenheit.**

Eine weitere Ursache für den verbreiteten Hang zum Verherrlichen der Vergangenheit liegt in einem Phänomen, das Psychologen als ***„prävalenzinduzierten Konzeptwandel"*** bezeichnen. **Wir messen die Verbreitung oder Ausprägung einer Sache nicht an absoluten Kriterien, sondern relativ zu unserer Umgebung.** So haben Familien in Deutschland heute so viel Zeit füreinander wie noch nie. Trotz gestiegener Erwerbsarbeit verbringen Mütter täglich fast anderthalbmal und Männer fast doppelt so viel Zeit mit ihren Kindern wie Eltern Mitte der 1980er Jahre. Subjektiv empfinden jedoch viele, dass man früher mehr Zeit für die Kinder zur Verfügung hatte. Auch lebten Anfang der 1980er Jahre nach Berechnungen der Weltbank mehr als 40 Prozent der Menschheit in extremer Armut, im Jahr 2000 waren es noch 30 Prozent, inzwischen sind es nur noch etwa 10 Prozent. Nach einer Umfrage der Hilfsorganisation Oxfam unterschätzen jedoch 99,5 Prozent der Deutschen diesen weltweiten Rückgang extremer Armut. Obwohl die Welt objektiv gesehen besser wird, haben wir oftmals das gegenteilige Gefühl. **Der reale Rückgang an Problemen macht uns sensibler für die verbleibenden bzw. vermeintlichen Schwierigkeiten. Außerdem lassen steigende Ansprüche häufig auch milde Nöte gravierend erscheinen.**

Nun könnten Sie einwenden, dass es für Ihr subjektives Wohlbefinden nicht so entscheidend ist, wie schlecht es anderen früher einmal ging. Das Schicksal eines Arbeiters im 19. Jahrhundert lässt Sie womöglich eher kalt als der erfolgreiche und wohlhabende Nachbar, der Ihnen Ihren eigenen Lebensstil dürftig erscheinen lässt. Allerdings kann es auch sehr wohltuend sein, wenn man nicht nach den anderen schielt, sondern sich das schwere Los früherer Generationen in Erinnerung ruft. Sie sollten sich daher öfter vor Augen führen, was alles besser geworden ist, das fühlt sich gut an und motiviert für die Zukunft.

Glücks-Tipp: Positive Selbstbeeinflussung

Forscher an der australischen University of New England haben 2016 in einer großen Metaanalyse untersucht, mit welchen Strategien Optimismus gestärkt werden kann. Dabei haben sie die Literatur systematisch nach Arbeiten zum Thema durchforstet. Übriggeblieben sind nach streng wissenschaftlichen Kriterien 29 Studien mit insgesamt mehr als 3.000 Teilnehmern. **Die häufigste und laut den Autoren auch erfolgreichste Intervention zur Verbesserung des eigenen Optimismus war *„The Best Possible Self Intervention“*** (auf Deutsch in etwa: *Die bestmögliche Selbstbeeinflussung).* Diese Optimismus-Übung umfasst einen Zeitraum von sechs Wochen und funktioniert folgendermaßen: Sie haben die Aufgabe, jede Woche über ein erstrebenswertes Ziel in der Zukunft nachzudenken und Ihre Gedanken dazu auf Papier zu bringen. Schreiben Sie dazu in jeder Woche täglich zehn Minuten lang auf, was Ihnen zu dem jeweiligen Ziel gerade in den Sinn kommt.

Achten Sie dabei bitte auf folgende Punkte:

- Seien Sie dabei so kreativ und einfallsreich, wie Sie möchten.
- Verwenden Sie den Schreibstil, der Ihnen zusagt.
- Ignorieren Sie Grammatik und Rechtschreibung.

Woche 1: Nehmen Sie sich Zeit, um über Ihre Wunschvorstellung von Ihrem zukünftigen Familienleben nachzudenken. Stellen Sie sich vor, dass zum Beispiel in zehn Jahren alles so perfekt gelaufen ist, wie es nur möglich war. Vielleicht haben Sie einen unterstützenden Partner oder eine glückliche Beziehung zu Ihren Kindern und Enkeln. Vielleicht wohnen Sie in der Nähe Ihrer Freunde oder Enkel und können viel Zeit mit ihnen verbringen. Denken Sie an die Verwirklichung Ihrer Wunschvorstellung. Beschreiben Sie dabei so viele Details, wie Sie wollen. Notieren Sie jeden Tag in dieser Woche aufs Neue Ihre Gedanken in Bezug auf Ihr glückliches Familienleben in der Zukunft.

Woche 2: Nehmen Sie sich Zeit, um über Ihre optimale berufliche Zukunft nachzudenken. Stellen Sie sich vor, dass zum Beispiel in zehn Jahren beruflich alles so perfekt gelaufen ist, wie es nur möglich war. Vielleicht haben Sie Ihren Traumjob oder führen Ihr eigenes Unternehmen – egal ob in Vollzeit oder nur ein paar Stunden die Woche. Denken Sie an die Verwirklichung Ihrer bestmöglichen beruflichen Karriere. Beschreiben Sie so viele Details Ihres beruflichen Alltages, wie Sie möchten. Notieren Sie jeden Tag in dieser Woche Ihre Gedanken zu Ihrem glücklichen Berufsleben in der Zukunft.

Woche 3: Nehmen Sie sich Zeit, um sich Ihre bestmögliche körperliche, geistige und seelische Gesundheit in der Zukunft vorzustellen. Stellen Sie sich vor, dass zum Beispiel in zehn Jahren bezüglich Ihrer Gesundheit alles so perfekt gelaufen ist, wie es nur möglich war. Vielleicht trainieren Sie regelmäßig und legen Wert auf gesunde Ernährung. Vielleicht empfinden Sie weniger Angst und machen sich nicht mehr so viele Sorgen. Denken Sie an Ihre Wunschvorstellung bezüglich Ihrer idealen körperlichen, geistigen und seelischen Gesundheit und beschreiben Sie so viele Details, wie Sie wollen. Notieren Sie jeden Tag in dieser Woche Ihre Gedanken zu Ihrer bestmöglichen Gesundheit in der Zukunft.

Woche 4: Nehmen Sie sich Zeit, um über Ihr glückliches Liebesleben in der Zukunft nachzudenken. Stellen Sie sich vor, dass zum

Beispiel in zehn Jahren alles so perfekt gelaufen ist, wie es nur möglich war. Vielleicht haben Sie einen wundervollen Partner, und jeder beneidet Sie um die Beziehung, die Sie führen. Denken Sie an die glücklichste Beziehung, die Sie sich vorstellen können. Beschreiben Sie so viele Details Ihres idealen Liebeslebens, wie Sie mögen. Notieren Sie jeden Tag in dieser Woche aufs Neue Ihre Gedanken zu Ihrem Liebesleben in der Zukunft.

Woche 5: Nehmen Sie sich Zeit, um über Ihr schönstes Hobby oder Ihre erfüllendste Freizeitbeschäftigung in der Zukunft nachzudenken. Stellen Sie sich vor, dass zum Beispiel in zehn Jahren alles so perfekt gelaufen ist, wie es nur möglich war. Vielleicht können Sie so viel Zeit, wie Sie möchten, mit dieser Aktivität verbringen, egal ob es sich um Gartenarbeit, Lesen, Reisen, Golfen oder etwas anderes handelt. Denken Sie an Ihre Lieblingsbeschäftigung in der Zukunft. Beschreiben Sie so viele Details Ihrer idealen Freizeitbeschäftigung, wie Sie wollen. Notieren Sie jeden Tag in dieser Woche Ihre Gedanken zu Ihren Lieblingsbeschäftigungen in der Zukunft.

Woche 6: Nehmen Sie sich Zeit, um über Ihr ideales soziales Leben in der Zukunft nachzudenken. Stellen Sie sich vor, dass zum Beispiel in zehn Jahren alles so perfekt gelaufen ist, wie es nur möglich war. Vielleicht haben Sie eine Gruppe von Freunden und Nachbarn, mit denen Sie gerne zusammen sind, oder Sie sind von Menschen umgeben, die Ihnen Unterstützung bieten und mit denen Sie sich austauschen können. Malen Sie sich Ihr ausgefülltes soziales Leben in der Zukunft aus. Beschreiben Sie so viele Details Ihres sozialen Lebens, wie Sie möchten. Notieren Sie jeden Tag in dieser Woche Ihre Gedanken zu Ihrem idealen sozialen Leben der Zukunft.

Wenn Sie diese Übung wie beschrieben ausführen, haben Sie nach sechs Wochen Ihren **„Optimismus-Muskel“** gut trainiert. Probieren Sie es aus und blicken Sie künftig mit einer verstärkt positiven Sichtweise in die Zukunft. Das verbessert Ihre

Stimmung, erhöht die Zufriedenheit, stärkt Ihr Selbstvertrauen und erhöht Ihr Glücksniveau.

Optimismus-Test

Wenn Sie herausfinden möchten, wie optimistisch Sie sind, so können Sie den 32 Fragen umfassenden Optimismus-Test auf der Website von Professor Seligman, dem Begründer der Positiven Psychologie, ausfüllen: https://www.authentichappiness.sas.upenn.edu/. Einfach oben rechts auf der Website die gewünschte Sprache auswählen, kostenlos registrieren, und los geht's. Die Auswertung wird allerdings nur auf Englisch angezeigt.

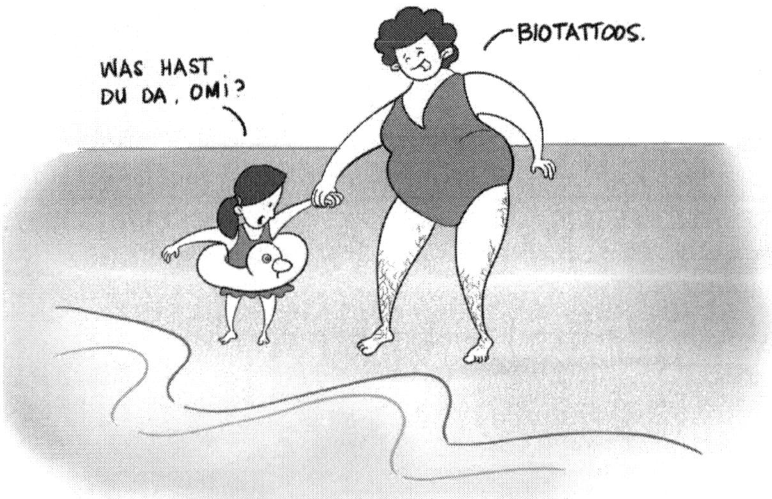

5. Mit Humor lacht das Alter

Wer von uns lacht nicht gerne? Wie wunderbar, dass Humor mit dem Älterwerden immer wichtiger wird. Bereichert er doch unseren Alltag mit Emotionen, die uns helfen, selbst Schweres mit Leichtigkeit zu nehmen. Wer sich seinen Humor und eine heitere Gelassenheit bis ins hohe Alter bewahren kann, wird auch die Zipperlein des Älterwerdens und stressige Situationen leichter ertragen. Bei einer Langzeitstudie der norwegischen Universität für Wissenschaft und Technologie verfolgten die Wissenschaftler das Leben von mehr als 50.000 Norwegern über mehrere Jahre hinweg. **Ergebnis: Humor hat positive Auswirkungen auf die Lebensdauer.** Da Menschen mit Humor seltener krank wurden, lebten sie bis zu 20 Prozent länger. Ein Ergebnis, das auch andere Studien bestätigen: Menschen, die spontan Humor zeigen, um Stress abzubauen, haben ein besonders gesundes Immunsystem, erleiden 40 Prozent weniger Herzinfarkte und Schlaganfälle, spüren weniger Schmerzen bei Zahnoperationen und leben viereinhalb Jahre länger als der Durchschnitt. Menschen mit Sinn für Humor haben gegenüber den Widrigkeiten des Lebens eine Art Puffer, der ihnen hilft, auch schwierige Situationen durchzustehen, ohne dass es an ihrer Stimmung nagt. Schließlich stärkt Humor die Psyche, und wer Komik schätzt, ist glücklicher.

Ein junger Mann geht spazieren und sieht eine kleine, verschrumpelte Frau, die glücklich in ihrem Schaukelstuhl auf der Veranda sitzt. Er spricht sie vorsichtig an. *„Entschuldigen Sie, aber Sie sehen so zufrieden aus. Darf ich fragen, was das Geheimnis ihres Lebens ist?“* Die Frau antwortet krächzend: *„Jeden Tag sechzig bis achtzig Zigaretten, mindestens eine Flasche Schnaps, keinen Sport und jede Menge junge Männer!“* *„Unglaublich!“*, staunt der Mann. *„Darf ich fragen, wie alt Sie sind?“* *„Neununddreißig.“*

Lachen ist eine Gefühlsäußerung, deren wir uns immer mit Freude erinnern. Wenn wir an einen gelungenen Abend mit Freunden denken, – *„was haben wir gelacht“* – zaubert uns allein die Erinnerung daran ein Lächeln aufs Gesicht. Das Lachen oder seine Verkleinerung – das Lächeln – ist ein universelles Ausdrucksmittel, das überall auf der Welt das Gleiche bedeutet. Überall verstehen Menschen ein lachendes Gesicht als Ausdruck positiver Gefühle wie Lebensfreude, körperlichen Wohlbefindens, Humors oder zumindest Zufriedenheit.

Jeder Tag, an dem du nicht lächelst,
ist ein verlorener Tag.

Charlie Chaplin

Mit den körperlichen und psychischen Auswirkungen des Lachens beschäftigt sich mittlerweile die weltweit etablierte Wissenschaft der „Gelotologie“ (von griechisch *gelos* = das Lachen). **Das Lachen ist uns Menschen angeboren. So lächeln oder lachen Kinder von Geburt an.** Doch im Laufe unseres Lebens vergeht uns das Lachen: Kinder lachen 300- bis 400-mal am Tag, Erwachsene nur noch durchschnittlich 20-mal, wobei das Lachen selbst selten länger als sieben Sekunden dauert, wenn kein neuer Anlass zum Fortfahren geboten wird. Dabei lachen wir in Gesellschaft 30-mal häufiger, als wenn wir allein sind.

Allerdings beruht nur etwa jeder fünfte der durchschnittlich 20 Lacher, die ein Erwachsener am Tag ausstößt, auf Humor. Der Großteil übermittelt Botschaften: **Indem wir lächeln oder lachen, signalisieren wir Zustimmung, Sympathie und Offenheit, überspielen Aggressionen oder Langeweile, stiften ein Gefühl der Zusammengehörigkeit oder grenzen andere aus.** Wie groß das Bedürfnis nach Lachen und Heiterkeit ist, zeigt sich auch in den

Medien: Jeden Tag bietet das Fernsehen dem Publikum fast rund um die Uhr Comedy-, Slapstick- oder Humorsendungen. Wir brauchen das Lachen mehr denn je.

Was passiert beim Lachen im Körper?

- Beim Lachen wird das Herz-Kreislauf-System aktiviert: Man muss zehn Minuten rudern, um die gleiche Herzfrequenz wie nach einer Minute Lachen zu erzielen. Bei herzlichem Gelächter kann der **Puls auf 120** Schläge pro Minute ansteigen, was im aeroben Bereich liegt. Die Atmung ist beschleunigt, die Lunge nimmt viermal so viel Sauerstoff auf wie gewöhnlich. Nach Lachanfällen sind im Blut mehr Abwehrstoffe nachweisbar, ein Beweis für eine Verstärkung der Immunabwehr.

Wussten Sie, dass ...

... in den 1950er Jahren die Menschen knapp 20 Minuten am Tag lachten – heute lachen wir nicht länger als 8 Minuten täglich, und das trotz gestiegenem Lebensstandard.

- Lachen erzeugt durch die Ausschüttung von **Endorphinen** Glücksgefühle. Diese körpereigenen morphinähnlichen Opiatverbindungen lösen im Gehirn Lustgefühle aus und dämpfen die Weiterleitung von Schmerzreizen. Folge ist, dass der Spannungszustand der Muskeln noch bis zu 45 Minuten nach dem Lachen vermindert ist. Der Körper befindet sich in einem entspannten Zustand, und gute Laune stellt sich ein.

- **Lachen bewirkt eine Entspannung.** Das Gehirn hat beim Lachen eine Erholungspause, bei der es Alltagsprobleme ausblendet. Lachen steigert Kreativität und Effizienz, indem es

Nervenzellen im Gehirn aktiviert. Den damit einhergehenden Entspannungseffekt kennzeichnet unter anderem ein Absinken der Pulsfrequenz sowie des arteriellen Blutdrucks.

- Wenn Sie ein Lächeln in sozialen Stresssituationen einsetzen, bauen Sie mit diesem positiven Signal Spannung ab. Dabei wirkt das Lächeln sowohl nach außen als auch nach innen. In der Außenwirkung signalisiert es eine **positive Einstellung zum Gegenüber,** und nach innen steigert ein Lächeln Ihr Selbstbewusstsein.

- Außerdem wirken Lachfalten den Kummerfalten entgegen und haben daher auch eine kosmetische Auswirkung. **Wer herzhaft lacht, bewegt 15 der 21 Gesichtsmuskeln sowie weitere 60 Muskeln**.

Erkenntnisse der Gelotologie bestätigen zudem: Lachen macht gesund und glücklich. So bremst unser Gehirn beim Lachen die Produktion der Stresshormone Cortisol und Adrenalin und schüttet vermehrt das Glückshormon Serotonin aus. Wer viel lacht, fühlt sich also besser. Aus diesem Grund besuchen zum Beispiel in Krankenhäusern Klinik-Clowns Schwerstkranke und sorgen für heilsame Ablenkung. Die Strategie ist nachvollziehbar: Lachen bewirkt Entspannung; Entspannung bewirkt Regeneration; Regeneration fördert den Heilungsprozess und das Ansprechen auf therapeutische Maßnahmen. Lachen steigert das Glücksempfinden und klingt nach, auch nachdem man mit dem Lachen aufgehört hat.

Zum Beispiel kann eine Humortherapie seelische Leiden reduzieren. So werden humortherapeutische Maßnahmen zur Behandlung von Depression, Zwängen, Sucht oder Angststörungen erfolgreich eingesetzt. Viele Mediziner empfehlen mittlerweile sogar, die Humortherapie in die ärztliche Ausbildung zu integrieren, etwa in Form von Lachyoga oder Übungen zur gezielten kognitiven Umstrukturierung. **Außerdem ist eine Minute Lachen so erfrischend wie 45 Minuten Entspannungstraining.** Im Rahmen einer neuroimmunologischen Studie wurden Schlaganfallpatienten ein Jahr lang beobachtet. Die Hälfte erhielt eine normale Behandlung, die andere Hälfte sollte jeden Tag 30 Minuten lang humorvolle Videos ansehen. Nach einem Jahr hatte die „Humorgruppe" weniger Herz-Rhythmus-Störungen, einen niedrigen Blutdruck, weniger Stresshormone im Blut, und die Teilnehmer benötigten eine geringere Dosis an Medikamenten. Lachen begünstigt die Produktion von Killerzellen und stärkt so das Immunsystem. Tumorzellen, Bakterien und virusinfizierte Zellen haben dann weniger Chancen zu überleben.

Wussten Sie, dass ...

... Freuden- oder Lachtränen biochemisch ganz anders zusammengesetzt sind als Tränen der Trauer und des Schmerzes?

Glücks-Tipp: Lachen Sie sich glücklich

- Lächeln Sie mehrmals täglich. Schon eine Minute Lächeln hilft Ihnen, sich wohler zu fühlen. Lächeln Sie am besten 15 Minuten am Tag. Stellen Sie sich eine Situation vor, die ein echtes Lächeln hervorrufen würde.

- Lächeln Sie, auch wenn Ihnen vielleicht gerade nicht danach ist. Unser Gehirn nimmt Informationen aus dem Körper auf und erschafft sich so den eigenen Gefühlszustand. Wer lächelt – auch ohne Grund – unterstützt damit die für gute Gefühle zuständigen Gehirnareale.

- Umgeben Sie sich mit Bildern von lachenden Menschen. Wählen Sie zum Beispiel für Ihren Bildschirmschoner ein Motiv mit einem lachenden Menschen. Oder geben Sie einen Smiley-Aufkleber in Ihre Brieftasche. Jedes Mal, wenn Sie hinschauen, erfasst Sie das Lächeln.

- Erheitern Sie sich regelmäßig, indem Sie humorvolle Filme und Fernsehsendungen ansehen, Witze erzählen, lustige Bücher lesen oder ins Kabarett oder Theater gehen.

- Eine Umfrage aus dem Jahr 2009 ergab, dass lediglich zwölf Prozent der Befragten ab und zu über sich selbst lachen. Dabei ist Selbstironie nicht nur eine Kunst, sondern tatsächlich gesund. Menschen, die über sich selbst lachen können, haben ein entspannteres Verhältnis zu sich selbst und sind schneller geneigt, Ärger und Frust in Humor umzuwandeln. Die beste Medizin gegen stressige Momente ist tatsächlich, einem kleinen Missgeschick auch mal mit Heiterkeit zu begegnen. Nehmen Sie die Dinge nicht so ernst und lachen Sie ruhig mal über sich selbst.

Glücklich sind die, die über sich selbst lachen können,
denn sie werden nie aufhören, sich zu vergnügen.

Sankt Thomas Morus

Humortest

Neben anderen interessanten Fragebogen, finden Sie auf der Website der Universität Zürich auch folgende drei Humorfragebogen: 1. Den Sense of Humor Fragebogen (SHS) mit 64 Fragen. Dieser erfasst zwei Voraussetzungen, um Humor wahrzunehmen und zu verarbeiten (spielerische Haltung und positive Stimmung), sowie sechs verschiedene Facetten des Sinnes für Humor. 2. Den Fragebogen zum Lachen und Auslachen mit 45 Fragen. Er erfasst das Fühlen, Handeln und Wahrnehmen in Situationen, in denen gelacht wird. 3. Den Humorfragebogen 8FHS mit 48 Fragen, dieser erfasst die Art, Komik und Humor im Alltag zu erleben bzw. auszudrücken. Die Anmeldung auf der Website ist kostenlos. Der Link zur Website der Universität Zürich: www.charakterstaerken.org.

Der Bürgermeister besucht eine hundertjährige Bürgerin, um ihr zum Geburtstag zu gratulieren. Begeistert über ihre Konstitution fragt er sie: *„Sagen Sie mal, warum sind Sie in Ihrem Alter eigentlich so gut drauf?"* Darauf antwortet die Hundertjährige: *„Ach, ich hab jetzt keine Probleme mehr und nur noch Zeit für mich. Ich hab jetzt beide Kinder im Altersheim."*

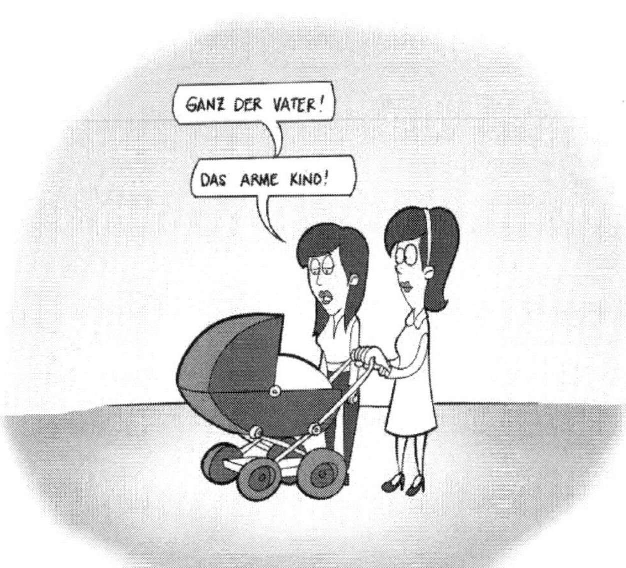

6. Menschen machen glücklich

An fast alles, das unser Glückszentrum auf Trab bringt, gewöhnen wir uns sehr schnell, mit einer wichtigen Ausnahme: Andere Menschen. Ein Lächeln, ein gutes Gespräch, ein gemeinsames Essen oder ein gemeinsamer Theaterbesuch bescheren uns glückliche Stunden. Eine funktionierende Beziehung zu einem anderen Menschen und soziale Kontakte zu anderen sind wichtig für unser Wohlbefinden und zählen als wesentliche Ressourcen. **Soziale Beziehungen sind eine zentrale Voraussetzung für Zufriedenheit, Sicherheit und persönliches Wachstum.** Sie erfüllen nicht nur grundlegende Bedürfnisse nach Zugehörigkeit und Wertschätzung, sondern sind auch Quelle für Unterstützung, Wissen und neue Perspektiven sowie für positive Erlebnisse im Rahmen gemeinsamer Aktivitäten. Gemeinsam etwas zu unternehmen, miteinander zu reden oder einfach nur die Gegenwart von anderen zu spüren, gute soziale Beziehungen gehören zu den Grundbedürfnissen des Menschen. Sie machen einen Teil unserer Identität aus und sorgen dafür, dass wir uns wohlfühlen. Es ist einfacher, glücklich zu altern, wenn wir auf Menschen, die uns kennen und uns unterstützen zählen können.

Das bestätigt auch der deutsche Psychologe und Altersforscher Andreas Kumpf. Er porträtierte Geschichten von 21 Menschen zwischen 65 bis 95 Jahren und fragte, was im Alter glücklich macht. Seine Erkenntnis hat er im Buch *„Glück im Alter"* verpackt. Dabei hat sich aus seinen Gesprächen ganz klar ergeben: **Freunde, mit denen man offen reden kann und ein starkes soziales Netz leisten beim Älterwerden einen wesentlichen Beitrag zum Glück.** Freundschaften während des Älterwerdens sind fundamental. Zum selben Ergebnis kommen auch Wissenschaftler der amerikanischen Universität Harvard. In einer 80 Jahre dauernden Studie wurden Faktoren untersucht, die für ein glückliches Altern von Bedeutung sind. Robert Waldinger ist Professor für Psychologie und aktueller Leiter der Studie. Seine vier Vorgänger und er haben die Ergebnisse der vor 80 Jahre gestarteten Studie genau untersucht. Zum Start im Jahr 1938 nahmen 724 Menschen teil. Gerade einmal 60 Teilnehmer leben heute noch, einige davon sind bereits über 90 Jahre alt. Unter den Teilnehmern sollen Ärzte, Anwälte, Fabrikarbeiter, psychisch Erkrankte und sogar ein US-Präsident sein. Die Probanden wurden über viele Jahrzehnte über ihre Lebensgeschichte, ihren beruflichen Werdegang und ihren Gesundheitszustand befragt. Die über 700 Teilnehmer bekamen über 2.000 Nachkommen – auch die neue Generation wurde bereits in einer weiteren Studie aufgenommen.

Das Ergebnis der Langzeitstudie: Nicht nur ein gesunder Lebensstil hält Menschen lange fit. Zusätzlich sind auch zwischenmenschliche Beziehungen, die man im Alter pflegt, wichtig für das Wohlbefinden. Dabei kommt es nicht darauf an, wie viele Menschen man im hohen Alter um sich hat. **Die Qualität der einzelnen Beziehungen ist für ein glückliches Leben wichtiger als ein großer Freundeskreis.** Waldinger: *„Gute Beziehungen machen uns glücklicher und gesünder. Die Betonung liegt dabei auf ‚gut'. Es geht nicht um die Anzahl der Freunde. Es ist die Qualität der nahen Beziehungen, die zählt."*

Die Teilnehmer, die im Alter von 50 Jahren von glücklichen zwischenmenschlichen Beziehungen berichteten, waren im Alter von 80 Jahren am gesündesten. **Körperlicher Schmerz wird von Menschen, die in einer glücklichen Beziehung sind, auch als weniger schlimm empfunden.** Eine glückliche Beziehung ist somit gut für Körper und Geist. Zu wissen, dass man sich in seiner Beziehung auf den anderen verlassen kann, hält einen zudem länger bei einem klaren Verstand. Nicht mal ein Streit in der Partnerschaft ist schlimm – solange man sich auf seinen Partner verlassen kann. So meint eine 60ig-Jährige: *„Glück ist für mich ein morgendlicher Spaziergang mit meinem Mann im Park, wenn der Tau die Wiesen in schimmerndem Samt hüllt und die ersten Sonnenstrahlen alles in ein unbeschreibliches Licht tauchen."*

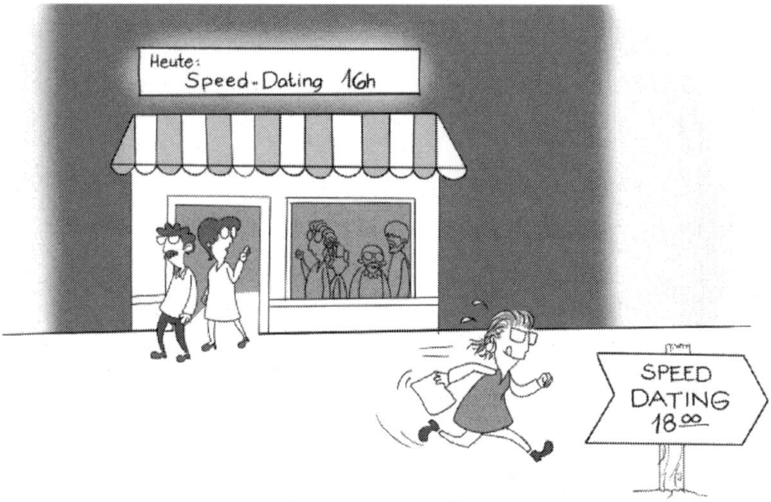

Da wir uns im Alter oft selbst zum Familien(Fest-)Mittelpunkt machen, werden wir zur Anlaufstelle Nummer eins und zur Kümmerin, die alles zusammenhält. Intensives Glück wird vielfach auch in der Familie erlebt: Rosa, 65:*„Wenn meine große Familie (zwei erwachsene Töchter, Partner und sieben Enkelkinder) nach einem gemeinsamen Fest alle unter einem Dach im Hause übernachten, ist das das größte Glück für mich."* **Gerade die Beziehungen zu den Enkelkindern gehören neben der Partnerschaft und den Beziehungen zu den Kindern zu den wichtigsten persönlichen Bindungen im Alter.** Durch die längere gemeinsame Lebenszeit von Großeltern und Enkelkindern haben diese Beziehungen die Chance, sich unabhängig von der mittleren Generation und stärker selbstgewählt zu gestalten und zu entwickeln. Und wenn die Großelternschaft ausbleibt können Vermittlungsstellen für „Leih-Großeltern" eine gute Möglichkeit bieten, dennoch eine Großelternrolle zu übernehmen.

Auch Freundschaften sind gerade für Frauen ab der zweiten Lebenshälfte eine bedeutsame Quelle für soziale Unterstützung.

Freundschaft beglückt aus mannigfaltigen Gründen: In schwierigen Lebenssituationen bietet sie Halt, so für eine 60ig-Jährige, die *„das Auffangnetz meiner Freunde“* glücklich machte, als ihr Mann starb. Freundschaft bedeutet meist auch gemeinsame Aktivitäten und bereitet auch Spaß, wenn zum Beispiel gemeinsam gefeiert wird. Die glücklichste Episode einer 60ig-Jährigen: *„Meine Silberhochzeit. Alle Freundinnen und Freunde von nah und fern sind gekommen, um mit uns zu feiern. Unsere Freunde haben eine Silberhochzeitszeitung aufgelegt. Noch heute spüre ich tiefe Glücksgefühle.“*

Freundschaften können auch den Wunsch nach Nähe und Unterstützung mit einem zunehmend verbreitete Individualisierungsstreben vereinen. Im Gegensatz zu familiären Beziehungen können außerfamiliäre Netzwerke eigenständig, anhand eigener Interessen und Charakteristiken ausgewählt werden. Zudem sind Bindungen mit Freundinnen und Freunden weniger durch Gefühle der Verpflichtung und feste Normen gekennzeichnet als familiäre Beziehungen. Freundschaftliche Beziehungen haben deshalb ein hohes Potenzial für Selbstentfaltung, Selbstbestimmtheit und für den Austausch anregender Perspektiven und Informationen. Gleichzeitig sind vor allem langjährige Freundschaften eine wichtige Quelle für Nähe, Zugehörigkeitsempfinden und Unterstützung.

Von dem, was die Weisheit für die Glückseligkeit
des gesamten Lebens bereitstellt, ist das weitaus größte
der Erwerb der Freundschaft.

Epikur

Glücks-Tipp: Mein soziales Umfeld

- Überlegen Sie sich, wer alles zu Ihrem sozialen Umfeld gehört. Das können sein: Ihr Partner, Ihre Kinder, Ihre Eltern, Ihre Verwandten, Ihre Freunde und Bekannten, Ihre Arbeitskollegen, Ihr Frisör, Ihr Zeitschriftenverkäufer usw.

- Schreiben Sie dann auf, welche Menschen Ihr soziales Umfeld positiv beleben. Dies sollten jene Menschen sein, mit denen Sie gern Kontakt haben oder gerne hätten. Schreiben Sie die Namen untereinander in eine Liste und bilden Sie daneben noch drei weitere Spalten. Über die erste Spalte schreiben Sie: *Dauer seit dem letzten Kontakt.* Notieren Sie dann die Zeitspanne seit dem letzten Kontakt zu jeder Person in dieser Spalte.

- Über die zweite Spalte schreiben Sie: *Passt mir/Passt mir nicht.* Das heißt, Sie sind mit der verstrichenen Zeit seit dem letzten Kontakt einverstanden oder nicht.

- Über die dritte Spalte schreiben Sie: *Was ich wann konkret tun werde, um das zu ändern.* Für diese dritte Spalte beachten Sie ausschließlich die Namen, bei denen Sie *„Passt mir nicht"* notiert haben, und überlegen, was Sie konkret tun möchten. Nehmen Sie dann Kontakt zu diesen Menschen auf und bereichern Sie Ihr soziales Leben. Das hebt Ihr Glückniveau und macht Sie zufriedener.

Hier sehen Sie ein Beispiel einer solchen Auflistung:

Name	**Dauer seit dem letzten Kontakt**	**Passt mir / Passt mir nicht**	**Was ich wann konkret tun werde, um das zu ändern:**
Iris	2 Tage	Passt mir	nichts
Michael	3 Wochen	Passt mir nicht	Anruf kommenden Dienstag nach der Wanderung
Melitta und Johanna	2 Wochen	Passt mir nicht	WhatsApp-Nachricht sofort: Einladung zum Essen am Wochenende

Glücks-Tipp: Das soziale Atom

Um sich Ihres sozialen Netzwerks bewusst zu werden, können Sie auch ein sogenanntes soziales Atom zeichnen. Als Analysewerkzeug hilft das soziale Atom, Ihr eigenes Beziehungsnetzwerk zu visualisieren und zu hinterfragen. Vielfach kommt dabei Spannendes und Überraschendes heraus. Im Folgenden sehen Sie eine beispielhafte schematische Darstellung eines sozialen Atoms:

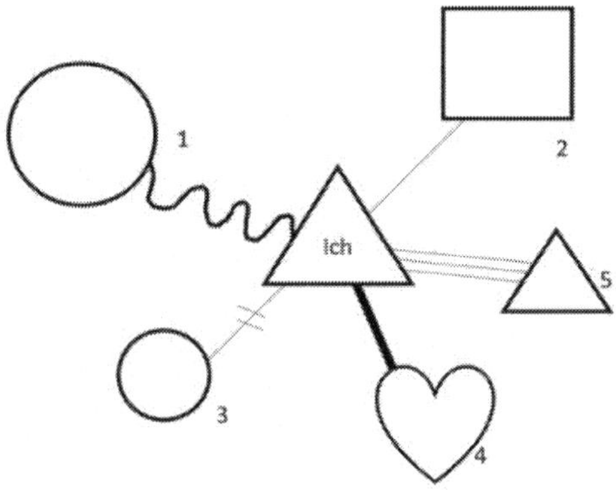

Beispiel: Soziales Atom

Für die Erstellung des sozialen Atoms sind der Fantasie grundsätzlich keine Grenzen gesetzt. Mit wenigen Strichen, Formen oder Symbolen lassen sich in rund 15 Minuten inhaltsreiche Netzwerkvisualisierungen erstellen. Einige Leitlinien und Anleitungen sind jedoch hilfreich, damit die Darstellung aussagekräftig wird. Nachfolgend ein paar Tipps, wie Sie ein soziales Atom zeichnen können.

Mit wenigen Strichen das eigene soziale Atom zeichnen

- Zeichen Sie zuerst ein Symbol für sich irgendwo auf ein Blatt Papier (DIN-A4 oder größer) oder schreiben Sie Ihren Namen oder das Wort „Ich" darauf. Dieses Symbol ist das Selbstsymbol. Aus Platzgründen ist es vorteilhaft, in der Mitte des Blattes zu beginnen.

- Dann zeichnen Sie weitere Menschen auf das Blatt: Am besten Personen, die Ihnen spontan einfallen und zu denen es eine emotionale Bindung gibt. Wählen Sie für jede Person ein passendes Symbol. (z. B. Kreis, Herz, Fantasiesymbol, Quadrat, Dreieck ...) und tragen Sie darin den Vornamen ein. Sie können auch dasselbe Symbol (z. B. Kreis) für alle Personen verwenden.

- Die Symbole werden nummeriert: Eine 1 für das Symbol, das zuerst gesetzt wurde, eine 2 für das zweite Symbol und so weiter.

- Die emotionale Nähe oder Ferne zu Ihrem Selbstsymbol können Sie durch die Entfernung der Symbole zueinander andeuten. Die Größe des einzelnen Symbols sagt etwas über seine Bedeutung aus.

- Die jeweiligen Symbole werden mit Ihrem Selbstsymbol durch Linien oder Striche verbunden. Ein dicker Strich oder mehrere Linien eng nebeneinander stehen für eine starke Beziehung. Eine dünne Linie oder Strich steht für eine schwache.

- Positive Beziehungen werden mit durchgängigen Linien dargestellt. Negativ empfundene Beziehungen werden als solche gekennzeichnet: Hier können Linien oder Striche geschlängelt oder mit kurzen Querstrichen durchgestrichen sein.

Auswertungshinweise für Ihr soziales Atom (bitte erst lesen, wenn Sie es gezeichnet haben!)

- Durch die Art der Verbindungsstriche wird die Qualität der emotionalen Beziehung angegeben. Ein dicker Strich zeigt eine sehr enge emotionale Verbindung, Querstriche in der Verbindungslinie zeigen gestörte oder belastende Aspekte in der Beziehung.

- Fragen Sie sich, weshalb Sie Ihre Bezugspersonen in genau dieser Reihenfolge gezeichnet haben. Was zeigt Ihnen diese „spontane“ Reihenfolge auf?

- Durch den Abstand zum Selbstsymbol wird die Stärke der Beziehung dargestellt. Je näher das Symbol einer Person am

Selbstsymbol liegt, desto stärker ist Ihre emotionale Beziehung zu dieser Person.

- ❖ Wenn Symbole ausradiert oder verändert wurden, kann das auf Unklarheiten, Angst oder Unerledigtes hindeuten.
- ❖ Große oder vom Selbstsymbol weit entfernte Symbole können etwas mit Autoritätskonflikten oder Angst zu tun haben.
- ❖ Kleine und nah am Selbstsymbol gelegene Symbole können negative Übertragungen oder Konkurrenz bedeuten.
- ❖ Überlappungen von Symbolen weisen auf ungenügende Differenzierung oder Abgrenzung hin.

Die Auswertung und Interpretation Ihres sozialen Atoms kann allein erfolgen, aber auch mit einem Coach oder Therapeuten. Diese setzen das soziale Atom häufig ein, um das soziale Netzwerk bzw. Beziehungsgeflecht ihrer KlientInnen zu visualisieren. Gemeinsam können sie dann Einblicke in tiefere Schichten des Netzwerks erarbeiten. Dabei spielen unter anderem die Anzahl wichtiger Bezugspersonen sowie Intensität und Qualität der jeweiligen Beziehung zu Ihnen eine Rolle.

Glücks-Tipp: Das Kontakte-ABC

Überdenken Sie doch mal Ihre Prioritäten und nehmen Sie sich mehr Zeit für Ihre Liebsten, auch um Ihre eigene Gesundheit und Ihr eigenes Glückniveau zu fördern. Wie wäre es, wenn Sie die Zeit, die Sie üblicherweise vor dem Fernseher verbringen, einfach mit anderen Menschen, zum Beispiel guten Freunden, verleben? Oder eine eingerostete Beziehung wiederbeleben, indem Sie einfach etwas Neues zusammen unternehmen? Sie können dazu das Kontakte-ABC nutzen:

- Wählen Sie einen Buchstaben aus dem Alphabet aus, jeden Tag einen anderen.

- Überlegen Sie dann, welche Menschen Sie kennen, deren Namen mit diesem Buchstaben anfangen. Wichtig ist dabei allerdings, dass Sie nur solche auswählen, die **angenehme oder hilfreiche Lebensbegleiter für Sie sind.**

- Notieren Sie sich die Namen dieser Personen und überlegen Sie, was Sie bei diesen Menschen angenehm oder hilfreich finden. (z. B. Buchstabe M: Marion: *grüßt immer freundlich;* Frau Meier: *bringt mir immer mal einen selbstgebackenen Kuchen;* Herr Müller: *hilft mir, wenn mein PC streikt*).

- Überlegen Sie dann, mit welcher dieser Personen Sie gern wieder einmal Kontakt aufnehmen möchten, und planen Sie, wie Sie das tun könnten (z. B. eine E-Mail schreiben, telefonieren, einen Kaffee trinken, spazieren gehen ...).

- Setzen Sie den geplanten Kontakt bei mindestens einer Person pro Buchstabe um. Wenn Sie dieses ABC täglich durchführen, dann haben Sie im Laufe einer Woche mit sieben Personen in einer von Ihnen gewählten Form Kontakt aufgenommen.

Glücks-Tipp: Liebevolles Schreiben

Wissenschaftler der Arizona State University haben Versuchsteilnehmer gebeten, an jemanden zu denken, den sie liebten, und 20 Minuten lang darüber zu schreiben, warum Ihnen diese Person so viel bedeutet. Als Kontrollgruppe fungierte eine Gruppe, die gebeten wurde, einfach über die Ereignisse der vergangenen Woche zu schreiben. Jede Gruppe wiederholte ihre Schreibübung im Verlauf von fünf Wochen dreimal. **Das Ergebnis: Diejenigen, die nur wenige Minuten mit liebevollem Schreiben verbrachten,**

konnten ihr Glücksempfinden deutlich steigern, ihren Stress reduzieren und sogar eine bedeutende Senkung ihres Cholesterinspiegels verzeichnen.

❖ Denken Sie an eine Person in Ihrem Leben, die Ihnen sehr wichtig ist. Es könnte der Partner sein, eine enge Freundin oder ein Familienmitglied. Stellen Sie sich vor, dass Sie nur eine einzige Gelegenheit haben, dieser Person zu sagen, wie viel sie Ihnen bedeutet. Schreiben Sie jetzt einen kurzen Brief an diese Person, in dem Sie darlegen, wie sehr Sie sie schätzen oder lieben und welchen Einfluss sie auf Ihr Leben hat oder hatte. Wenn Sie wollen, können Sie den Brief dann auch absenden.

Glücks-Tipp: Liebevolle Berührungen

Zwischen Smartphone und Singlehaushalt scheint uns zuweilen der simple Hautkontakt abhanden zu kommen. Die Abstandsregeln in der Corona-Krise haben ihr Übriges dazu beigetragen. **Dabei spielen Zärtlichkeiten und Berührungen nicht nur für das Wohlbefinden, sondern auch für die Gesundheit eine wichtige Rolle.** Kaum etwas tröstet so sehr wie eine Umarmung, nichts ermuntert mehr als ein Schulterklopfen. Berührungen machen glücklich. Jede zärtliche oder wohlwollende Berührung aktiviert nämlich unser Gehirn. Dort wird das Hormon Oxytocin ausgeschüttet. Dieser Botenstoff schützt vor Stress, stärkt die Widerstandskräfte des Körpers und ist Grundlage dafür, dass Menschen glücklich sein, lieben und vertrauen können. Regelmäßige Umarmungen können sogar das Immunsystem stärken und weniger anfällig für Erkältungsviren machen. Psychologen der Carnegie Mellon University in Pittsburgh befragten Probanden nach ihren sozialen Kontakten und infizierten sie dann mit Erkältungsviren. Die Teilnehmer, die oft in den Arm genommen worden waren, bekamen seltener einen Schnupfen als andere.

Auf der Frühchenstation des Universitätskrankenhauses in Miami wurde eine Testgruppe zu früh geborener Babys nicht nur steril, warm und mit perfekter Nährsättigung im gläsernen Inkubator aufgepäppelt, sondern auch dreimal täglich aus dem Brutkasten herausgenommen und gestreichelt. Die Vergleichsgruppe hatte dagegen kaum Körperkontakt. Das Ergebnis: Die Gestreichelten entwickelten sich 50 Prozent schneller, konnten eine Woche früher aus dem Krankenhaus entlassen werden und gediehen auch noch Monate später besser als die wenig berührten Säuglinge.

❖ Nehmen Sie sanfte, liebevolle Berührungen bewusster wahr und schenken Sie Ihren Liebsten immer wieder eine Umarmung, einen Kuss oder eine zärtliche Berührung. Das macht glücklich und stärkt zudem die Beziehung.

Neben liebevollen Berührungen kann auch eine Massage nachweislich Stress lindern und die Stimmung aufhellen. Gönnen Sie sich daher hin und wieder eine Massage. Egal ob Klangschalen-, Ayurveda- oder Aromamassage, Ganz- oder Teilkörpermassage – wählen Sie aus den vielen Möglichkeiten die Variante aus, die Ihnen zusagt.

7. Glücklich altern mit Bewegung

Unser Körper spielt für uns im wahrsten Sinne eine tragende Rolle. Natürlich auch beim glücklichen Altern. Mit zunehmendem Alter verlangsamen sich jedoch die Prozesse in unserem Körper und er wird weniger leistungsfähig. So ist eine Zwanzigjährige im Normalfall schneller und stärker als eine Neunzigjährige. Entscheidend ist jedoch, was unser Körper dazu beitragen kann, glücklich zu altern. Und das Zauberwort dazu lautet: Bewegung. **Körperliche Betätigung macht nämlich glücklich.** Das bemerkt jeder, der in der freien Natur spazieren, wandern oder walken geht. So geben auch 30 Prozent der 70- bis 85-Jährigen an, mehrmals wöchentlich sportlich aktiv zu sein.

Insbesondere sportliche Aktivitäten in der freien Natur erhöhen das Glücksniveau. Wenn Sie Zeit in der freien Natur verbringen, erfreuen Sie Ihren Körper, Ihren Geist und Ihre Seele. Allein schon der Anblick von Wiesen und Bäumen erhöht Ihre Lebenszufriedenheit. Auch wer zum Beispiel nach einer Gallenoperation vom Krankenbett aus die Natur sieht, kommt einen Tag früher nach Hause als ein Patient, der Mauern vor dem Fenster hat. Studien bestätigen zudem, dass ein Aufenthalt im Freien, insbesondere bei warmem und freundlichem Wetter, die Gedächtnisleistung verbessert. Diese Wirkung tritt vor allem dann ein, wenn Sie sich länger als 30 Minuten im Freien aufgehalten haben.

Welche Sportart macht am glücklichsten?

In einer US-Studie aus dem Jahr 2018 wurden 1,2 Millionen US-Bürger aus 50 Staaten in den Jahren 2011 bis 2015 zu ihrem physischen und psychischen Gesundheitszustand befragt. Das Ergebnis: Menschen, die regelmäßig Sport treiben, fühlen sich psychisch so gesund wie Zeitgenossen, die auf Sport verzichten, aber 25.000 US-Dollar mehr im Jahr verdienen. Wie sich zeigte, gaben absolute Couch-Potatoes etwas mehr als vier psychisch schlechte Tage im Monat an. Am besten ging es Befragten, die 12- bis 22-mal im Monat aktiv waren; dagegen war die Stimmung bei täglich

Sporttreibenden genauso schlecht wie bei Befragten komplett ohne Bewegung.

Die Forscher fassten die einzelnen Aktivitäten in acht Kategorien zusammen. Die deutlichste Reduktion fanden sie bei geistig-körperlichen Aktivitäten wie Yoga und Tai-Chi (23 Prozent weniger negative Tage) sowie bei Mannschaftssportarten und Radfahren (22 Prozent weniger negative Tage). Es folgten dann Aerobic und Gymnastik (minus 20 Prozent). Selbst regelmäßiges Gärtnern zu Hause wirkte sich mit einer Reduktion von rund 10 Prozent positiv aus. Welche Art der körperlichen Betätigung Sie ausüben ist also weniger von Bedeutung, wichtig ist nur, dass Sie sich regelmäßig bewegen.

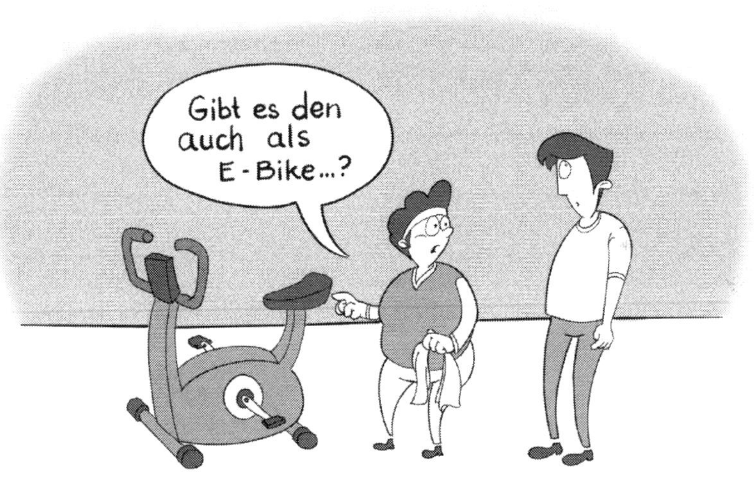

Bewegung macht nicht nur glücklich, sondern erhält die Gesundheit Ihres Körpers und somit auch Ihre eigene Unabhängigkeit. Vor allem im Alter. Körperliche Aktivität erhöht nicht nur die Produktion von Wohlfühlhormonen wie Endorphinen, sondern stellt ein entscheidendes Werkzeug dar, um alle Organe des Körpers in

Form zu halten. **Neben gesteigertem Wohlbefinden wappnet uns Bewegung allerdings auch gegen vielerlei Krankheiten.** Ausdauersport führt beispielsweise dazu, dass Blutdruck und Ruhepuls sinken, die Durchblutung gefördert und der Stoffwechsel angekurbelt wird. Auch Diabetes oder Herz-Kreislauf-Erkrankungen können Sie mit ausreichend Bewegung vorbeugen.

Wenn Sie sich dazu entscheiden, Gruppensport zu betreiben, fördert die sportliche Aktivität auch die soziale Interaktion. Sie treffen auf Menschen, die das gleiche Hobby teilen oder auf das gleiche Ziel hinarbeiten. Teams und Vereine können sozialer Rückhalt sein und das Selbstbewusstsein stärken. Wenn Sie lieber zuhause sporteln möchten: Das passende Trainingsgerät für effektiven Seniorensport zu finden, ist heute kinderleicht. Im Fachhandel gibt es ein reichliches Angebot an Sportgeräten und Hilfsmitteln auch für Rehabilitanden und Seniorinnen mit eingeschränktem Bewegungsapparat, nachlassender Kraft und Ausdauer- oder Koordinationsstörungen. Trainingsgeräte, die sich durch eine besonders bedienerfreundliche Handhabung auszeichnen, ermöglichen ein einfaches, aber effizientes Training von Kraft, Koordination und Kondition.

Dass regelmäßige Bewegung auch im hohen Alter zu mehr Glück und Zufriedenheit beiträgt, zeigt eine Studie der Universität Erlangen-Nürnberg. Die Altersforscher untersuchten die Lebensfreude von über 90ig-Jährigen. **Die Studienteilnehmer waren durchschnittlich 92 Jahre alt, fühlten sich im Schnitt aber nur wie 72 Jahre.** Etwa die Hälfte der über 90-Jährigen antwortete auf die Frage: *„Wie zufrieden sind Sie mit Ihrem Leben?“* mit: *„Völlig“.* Was die munteren Alten eint: Fast 80 Prozent von ihnen gehen jeden Tag mindestens 30 Minuten einer körperlichen Aktivität nach.

Ausdauertraining hält geistig fit

Es ist mittlerweile erwiesen, dass ausreichend Bewegung nicht nur die Gesunderhaltung des Körpers und damit die Mobilität fördert, sondern auch die geistige Fitness erhält. Denn durch regelmäßige sportliche Aktivität wird das Gehirn besser durchblutet, **neue Gehirnzellen entstehen und das Alzheimer-Risiko sinkt.** Während der Bewegung pumpt das Herz deutlich mehr Blut durch den Körper, ebenso durch das Gehirn. Geschieht dies regelmäßig, kann unser Denkorgan darauf sogar mit der Ausbildung neuer Blutgefäße reagieren. Das bestätigt auch eine Studie des Max-Planck-Institutes. Ein halbes Jahr trainierten dort Menschen, die durchschnittlich 66 Jahre alt waren, drei Mal pro Woche eine Stunde lang auf Fahrradergometern. Vor und nach dem Training wurden ihre Fitness und auch ihre kognitiven Fähigkeiten getestet. Das erstaunliche Ergebnis: **Alle Teilnehmer konnten hinterher besser und schneller denken als vorher.**

Zu ähnlichen Ergebnissen kam eine Untersuchung des Leibniz-Instituts für Neurobiologie und der Universität Magdeburg. Für die dreimonatige Studienphase wurden 20 Männer und 20 Frauen im Alter von 60 bis 77 Jahren in zwei Gruppen unterteilt: eine Laufgruppe und eine Gruppe, die Übungen zur Dehnung und Entspannung der Muskulatur durchführte. Beide Gruppen absolvierten Tests zur körperlichen Verfassung und zum Erinnerungsvermögen. Außerdem wurden vor und nach der Testphase mit Hilfe der Magnetresonanztomographie (MRT) die Gehirne vermessen. Bei der Laufgruppe zeigte sich, dass die Mehrheit der unter 70-Jährigen nicht nur ihre körperliche Fitness steigerte, sondern sich das Lauftraining auch positiv auf die Durchblutung des Hippocampus auswirkte – ein für das Gedächtnis wichtiges Hirnareal. Zugleich verbesserte sich das visuelle Erinnerungsvermögen. Bei der Kontrollgruppe blieben diese Effekte jedoch weitgehend aus. Körperliche Fitness wirkt sich also tatsächlich auch auf die Gehirnleistungen aus. Dabei genügt schon regelmäßiges Spazierengehen. Eine über neun Jahre angelegte Studie ergab, dass das Gehirn von

Gewohnheitsspaziergängern weitaus leistungsfähiger war als das von Menschen, die ihre Zeit überwiegend auf der Couch zubrachten.

Muskeltraining hilft die Selbständigkeit zu bewahren

Ab dem 30. Lebensjahr tickt unsere biologische Uhr schneller. Die Muskulatur baut in jedem Jahr rund 3 % ihres Potentials ab, der Körper verliert an Muskelkraft, Abnutzungserscheinungen an den Gelenken lassen viele Bewegungen schmerzhaft werden. Ab dem 60. Lebensjahr beschleunigt sich dieser Prozess noch einmal deutlich, die Muskelmasse verliert jährlich rund 10 % ihrer Masse. Wirken Sie daher einer Bewegungseinschränkung, Knochenschwund und damit einem Verlust Ihrer Unabhängigkeit frühzeitig durch ausreichend Bewegung entgegen. Dr. Norbert Smetak, Vorsitzender des Bundesverbandes niedergelassener Kardiologen empfiehlt, zwei bis dreimal in der Woche Ausdauersport zu treiben. Aktivitäten, wie Laufen, Nordic Walking, Schwimmen oder Radfahren eignen sich hierfür ideal. **Auch moderates Training, das die Muskelkraft stärkt, ist eine sinnvolle Art der körperlichen Aktivität.** Viele Studien belegen, dass man die Muskelkraft bis ins höchste Alter trainieren und auch als Hochbetagte noch enorme Leistungssteigerungen verzeichnen kann. Was sich wiederum positiv auf die Lebensqualität und Selbständigkeit auswirkt. *„Es ist nie zu spät mit einem Training zu beginnen“,* weiß auch die älteste Wettkampfturnerin der Welt, Johanna Quaas aus Halle. ***„Gerade das Muskeltraining ist wichtig, weil man alles besser übersteht.“*** Bis zu ihrem 92. Lebensjahr ließ sie kein Turnfest aus und auch heute noch mit 95, löst sie als „Turn-Oma“ beim Publikum weltweit Begeisterung und Staunen aus. Wofür sie auch einen Eintrag ins Guinessbuch der Rekorde bekam. Sehen Sie sich mal die Videos von ihr auf Youtube an, dann wissen Sie warum.

Ein tolles Beispiel, wie man auch mit 81 Jahren zur Fitness-Influencerin werden kann, ist Erika Rischko. Erst mit über 50 hat sie angefangen, ins Fitness-Studio zu gehen. Mehr als 20 Jahre später ist die 81-Jährige zum echten Sport-Junkie geworden. Als mit dem ersten Corona-Lockdown die Fitness-Studios in Deutschland schließen mussten, beginnt sie, Videos zu posten und an Fitness-Challenges teilzunehmen – zunächst auf Instagram, dann auf TikTok. Nun hat Erika Rischko über 115.000 Follower auf TikTok und bekommt bis zu 10 Millionen Klicks pro Video. Im Gespräch mit „Good Morning America" sagt die Rentnerin, sie sei glücklich, wenn sie mit den Videos die stereotype Wahrnehmung verändere, dass alte Menschen nicht aktiv oder langweilig seien. Wer mit Erika Rischko und ihren Fitness-Übungen mithalten will, muss sich ganz schön warm anziehen – fünf Minuten am Stück im Unterarm-Stütz, ein Handstand oder 100 Sit-Ups sind nämlich überhaupt kein Problem für die 81-Jährige.

Glücks-Tipp: Mit allen Sinnen

Körperliche Bewegung tut Körper und Seele gut und reduziert negative Gedanken. Richten Sie auch beim Sport oder Spazierengehen Ihre Sinne auf das Schöne und achten Sie auf positive Eindrücke. Genießen Sie ganz bewusst die frische Luft, die schöne Umgebung, den Duft der Blumen oder das Singen der Vögel.

8. Geistreich bleiben

Die geistige Leistungsfähigkeit ist ein wesentlicher Baustein für Wohlbefinden, Zufriedenheit und Glück im Alter. **Denn nur ein klarer Geist ist in der Lage, die schönen Momente bewusst zu erleben und zu genießen.** Zwar funktioniert die chemische Signalübertragung unserer Nervenverbindungen im Gehirn mit der Zeit immer schlechter, wodurch uns lernen schwerer fällt und unsere Aufmerksamkeit, Konzentration und Reaktionsgeschwindigkeit abnehmen, die gute Nachricht ist allerdings: **Unser Gehirn kann ausgefallene Nervenverbindungen ersetzen und sogar neue Gehirnzellen bilden.** Wenn früher galt: *„Was Hänschen nicht lernt, lernt Hans nimmermehr"*, heißt es heute: *„Was Hänschen nicht lernt, lernt Hans einfach später"*, weil man inzwischen weiß, dass sich unser Gehirn lebenslang umbaut und den aktuellen Anforderungen permanent anpasst. Damit ist auch die immer noch weit verbreitete Überzeugung widerlegt, dass mit zunehmendem Alter die geistigen Fähigkeiten schwinden und die Schaffenskraft unaufhaltsam abnimmt, ohne dass man etwas dagegen tun kann. So suchen sich auch immer mehr Menschen ab 60 neue „geistige Betätigungsfelder" oder halten ihre gewohnten weiter aktiv. Auch Ingrid Noll, eine der erfolgreichsten deutschen Krimiautorinnen, hatte, als ihr erster Roman erschien, die 50 bereits weit überschritten.

Entscheidend für geistige Fitness im Alter ist, den eigenen Geist nicht als verstaubtes Keller-Antiquariat zu verstehen, sondern als belebte Stadtbibliothek, in der sich etwas bewegt. **Intellektuelle Aktivität schützt das Gehirn auch vor möglichen Erkrankungen.** Gemeinsam mit Dr. Zaven Khachaturian von der amerikanischen Alzheimer Gesellschaft untersuchte Robert P. Friedland, Professor für Neurologie an der Case Western Reserve University in Cleveland, Alzheimerpatienten und nicht erkrankte Vergleichspersonen im Hinblick auf ihre Freizeitaktivitäten im mittleren Erwachsenenalter. Puzzles, Schachspielen, Kreuzworträtsel und Lesen in der Freizeit sind demnach Aktivitäten, die Menschen geistig herausfordern und ihnen einen Schutz vor der Alzheimererkrankung geben können, während das bloße Ausharren vor dem Fernseher oder am Telefon keiner intellektuellen Anstrengung bedarf. Die Untersuchung der 193 Alzheimerpatienten und der 358 Vergleichspersonen ergab, dass Menschen über 60 Jahre etwa zweimal weniger gefährdet sind, an Alzheimer zu erkranken, wenn sie sich schon in jungen Jahren intellektuell herausfordern lassen und diese Gewohnheit ihr Leben lang beibehalten. **Die Studie zeigt, dass geistige Tätigkeit in der Freizeit positive Auswirkungen auf unser Gehirn hat.** Friedland glaubt, dass die regelmäßig „trainierten" Gehirnzellen besser in der Lage sind, die Alzheimer-Erkrankung zu kontrollieren und ihr Voranschreiten zu verlangsamen.

Möglichkeiten auch im Alter seinen Geist zu trainieren gibt es viele. Zum Beispiel, indem Sie versuchen, bei wichtigen gesellschaftlichen Themen „up to date" – also aktuell informiert zu bleiben. Selbst Reisen und andere Aktivitäten zu planen, kann eine Art lustvolles Gehirntraining sein. Weitere Beispiele sind die Umgestaltung der Wohnung, die Organisation einer Wanderung oder eines Treffens mit Freundinnen, ein Kurs an der Volkshochschule oder die Beschäftigung mit neuen Medien. Auch wer sich zum Beispiel mit komplizierten Fertigkeiten wie Jonglieren, strategischen Problemen beim Schachspiel, Klavier spielen oder dem Erlernen einer Fremdsprache beschäftigt, regt bestimmte Nervenzellen seines Gehirns an, sich stärker miteinander zu verknüpfen und so seine Leistungsfähigkeit zu steigern. Im Prinzip ist jede konzentrierte Beschäftigung geeignet, die intellektuellen Fähigkeiten zu fordern und zu fördern.

Keine Angst vor neuen Medien

Manche Frauen ab sechzig finden Computer, Internet, Handy oder die neuen Medien faszinierend. Andere stehen diesen Neuerungen skeptisch oder sogar ein wenig ängstlich gegenüber. Sie spielen jedoch eine immer wichtigere Rolle im Alltagsleben und können dazu beitragen, den sozialen Austausch zu pflegen. So eröffnen sich neue Welten, wenn man lernt, wie man z. B. mit

WhatsApp per Videocall in engem Kontakt mit seiner Familie bleiben kann. Solche Dinge lohnen sich, denn Sie tragen im Alter dazu bei, glücklich zu sein. **Im weltweiten Netz zu surfen und zu mailen lässt sich auch im hohen Alter noch erlernen.** Wenn sich technische Fragen ergeben, können Sie sich auch an Ihre Enkel oder Nachbarn wenden. Das bietet den Angesprochenen willkommene Gelegenheit, mit ihrem Know-how zu glänzen und ist eine weitere Möglichkeit für sozialen Austausch. Außerdem gibt es für High-Tech-Geräte auch immer häufiger sehr bedienungsfreundliche Versionen für Seniorinnen. Also: Viel Spaß und neue Impulse durch Internet, Handy und Computer!

Geistiges Highlight: Studieren im Alter

Intensiv in die Geschichte des Römischen Reichs eintauchen? Sich wissenschaftlich mit seinem Lieblingsautor befassen? Oder endlich einem kniffligen mathematischen Problem auf die Spur kommen? Soll ein Studium in jungen Jahren vor allem den beruflichen Weg ebnen, geht es im Alter einzig und allein um Interesse und Leidenschaft. Nach dem Motto „Man lernt nie aus" finden daher viele Frauen ab sechzig Gefallen am Lernen und entscheiden sich vermehrt für den Gang an die Hochschule. Ganz ohne Druck oder Prüfungsangst. Um den Wissensdurst der Generation 60+ zu stillen, bieten viele Universitäten sogar zusätzliche Hörsaalplätze an. Denn die Hälfte der rund 37.000 Gasthörer ist älter als 60 Jahre. Einige dieser Seniorstudentinnen machen auch einen (zweiten) Abschluss oder holen sich, wie Rosemarie Achenbach, sogar ihren Doktortitel. An der Universität Siegen schrieb die lernbegierige Seniorin im Jahr 2020 ihre Dissertation – und das mit 94! Damit ist sie in bester Gesellschaft: Die Thailänderin Kimlun Jinakul machte mit 91 ihren Uni-Abschluss in Humanökologie. Die Amerikanerin Nola Ochs schloss 2007 mit 95 Jahren ihr Geschichtsstudium erfolgreich ab und machte anschließend noch ein Aufbaustudium, das sie drei Jahre später ebenfalls erfolgreich beendete, was ihr den Eintrag ins Guiness Buch der Rekorde bescherte. Und auch Fernanda Pozo, die mit 94 Jahren ihr Uni-Diplom in den

Händen hielt, hatte den Wunsch zu lernen nie aufgegeben. ***„Wenn man lernen will, gibt es keine Hindernisse“,*** sagte die Spanierin, die vor ihrem Studienabschluss 1949 die Universität verlassen hatte und ihn 75 Jahre später nachholte. Wer geistig aktiv und fit bleiben möchte, braucht nicht unbedingt zu studieren. Es gibt auch viele andere Möglichkeiten seinen Geist fit zu halten:

Anregungen für geistige Aktivitäten:

- Arbeiten mit Computern und Internet
- Aufschreiben der Erinnerungen des eigenen Lebens
- Ausstellungsbetreuung
- Besuch einer Schreibwerkstatt
- Bibliotheks- und Archivarbeiten
- Briefe schreiben
- Foto-/Videoarbeit
- Karten spielen
- Kopfrechnen
- Konzert-, Theater- und Museumsbesuche
- Kreatives Gestalten
- Mundartpflege
- Singen, Musizieren, Theater spielen
- Sprachen erlernen oder auffrischen
- Teilnahme an einem Literaturkreis
- Zeitung lesen und Kreuzworträtsel lösen

Glücks-Tipp: Geistig aktiv bleiben

Bleiben Sie geistig aktiv. Denn wer geistig aktiv bleibt, fördert nicht nur seine Gesundheit, sondern steigert auch sein Wohlbefinden. Und: Nur ein wacher Geist bleibt aufnahmefähig für

Neues und ist in der Lage, Wichtiges von Unwichtigem zu unterscheiden. Das ist umso bedeutsamer, als wir uns gerade beim Älterwerden das Recht herausnehmen dürfen, selbst zu entscheiden, wem oder was wir geistigen Zugang gewähren.

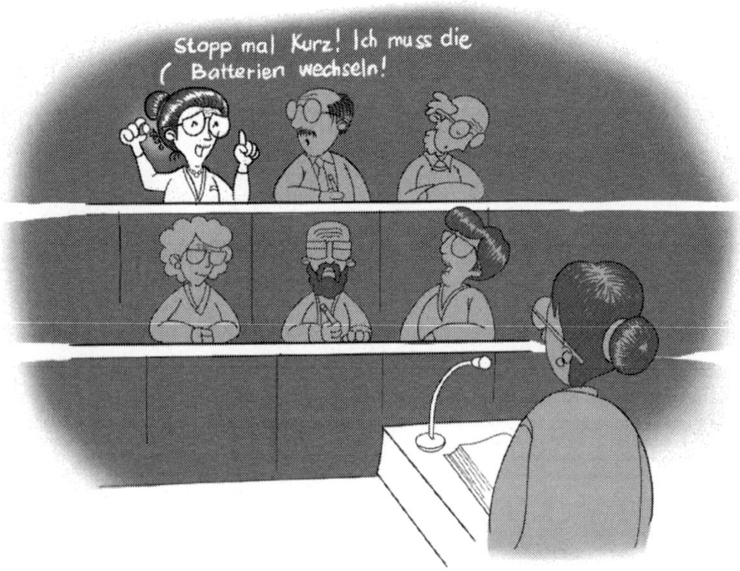

9. Die Arbeit als Glücksquelle

Wenn Sie dieses Buch lesen, sind Sie wahrscheinlich gerade sechzig geworden oder stehen kurz vor Ihrem runden Geburtstag. Nach Angaben der Deutschen Rentenversicherung liegt das Durchschnittsalter der Frauen bei Rentenbeginn im Jahr 2020 bei 64,5 Jahren. Folgt man der Statistik, sind Sie also wahrscheinlich noch berufstätig und erfreuen sich an Ihrer Arbeit. Neun von zehn Erwerbstätigen geben nämlich laut Statistischem Bundesamt an, mit ihrer Arbeit zufrieden oder sehr zufrieden zu sein. Am positivsten fällt dabei die Zufriedenheit der ältesten Berufstätigen aus: **Von den 65- bis 74-Jährigen, die einer Erwerbstätigkeit nachgehen, sagen knapp 96 Prozent, sie seien mit ihrer Arbeit zufrieden. Jede(r) zweite ist gar sehr zufrieden.** Offensichtlich wird Arbeit im Alter von den Betroffenen also keinesfalls als ein schweres Los empfunden. Die Zahl arbeitender Senioren steigt jedenfalls seit Jahren rasant. Mittlerweile arbeiten bereits 11,4 Prozent der 65- bis 74-Jährigen Bundesbürger. Neben dem Effekt des Geldverdienens entscheiden sich viele dafür weiter zu arbeiten, weil sie so weiterhin ein aktiver Teil der Gesellschaft bleiben, sich nützlich fühlen und in Kontakt mit anderen Menschen sind.

Arbeit kann nicht nur die Zufriedenheit erhöhen, sondern gehört auch zu den „lebensverlängernden Maßnahmen". Das bestätigt auch Madeline Scotto, die älteste Mathematik-Lehrerin der USA. Sie unterrichtet auch noch mit über 100 Jahren und gibt als eines ihrer Erfolgsgeheimnisse an: *„Die Zahlen und meine SchülerInnen haben mich jung gehalten".* Arbeit hält jung und kann zum Glück beitragen, was auch Glückforscher immer wieder bestätigen. So schätzen wir zwar die Freizeit mehr als die Arbeit, aber die Erfahrung des „Flows" machen wir öfter bei der Arbeit als zu Hause (Mehr zum Thema „Flow" lesen Sie auf Seite 112).

Frauen sind im Job glücklicher

Ende der 1990er Jahre ließ eine Studie über die Berufszufriedenheit bei 10.000 Briten aufhorchen. Die Frauen waren mit ihrer Arbeit zu 65 Prozent sehr zufrieden, die Männer nur zu 53 Prozent. Obwohl die Frauen weniger verdienten, waren sie mit ihrem Gehalt zufriedener, ebenso mit Arbeitszeit, Jobsicherheit und den Beziehungen im Unternehmen. 2007 untersuchte eine Studie die Arbeitszufriedenheit in 14 europäischen Nationen. In 11 davon waren die Frauen im Job glücklicher, ausgenommen Dänemark, Finnland und den Niederlanden. In diesen Staaten ist die traditionelle Rollenteilung weniger ausgeprägt und die Frauen sind nahezu gleich häufig berufstätig wie Männer. In Griechenland hingegen arbeiten nur 38 Prozent der Frauen, diese sind aber mit ihrem Job signifikant glücklicher als die 74 Prozent berufstätigen Männer.

Dieses **„Arbeitszufriedenheitsparadoxon"** wird damit erklärt, dass Frauen in gendermäßig traditionellen Ländern zufrieden seien, überhaupt in die Berufswelt gefunden zu haben. Als ein weiterer Grund wird angeführt, dass Männer sich häufiger unterfordert fühlen.

Auf die Frage, wovon eine hohe Arbeitszufriedenheit abhängt, gibt es keine eindeutigen Antworten. Es sind mannigfaltige Faktoren, die dazu beitragen, ob man seine Arbeit als beglückend ansieht. Faktoren, die immer wieder genannt werden, sind: Ob die Tätigkeit abwechslungsreich und herausfordernd ist und ob sie frei gestaltet werden kann. Letzterer Punkt ist eine Erklärung dafür, dass Freiberufler, Selbständige und Landwirte die höchste Arbeitszufriedenheit aufweisen. Wichtig sind auch soziale Faktoren, wie ein gutes Verhältnis zu den Kollegen und Anerkennung für die geleistete Arbeit. Und: Je besser die Erwerbstätigen die Balance zwischen den Anforderungen des Jobs und dem persönlichen und familiären Leben meisten können, desto höher ist die Berufs- und auch Lebenszufriedenheit.

Im Übrigen kommt es weniger auf die Art Ihrer beruflichen Tätigkeit an als vielmehr auf Ihre Einstellung zu Ihrem Job. **Betonen Sie das Positive und geben Sie Ihrer Tätigkeit eine größere Bedeutung.** So sind zum Beispiel Reinigungskräfte, die einfach erkennen, dass ihre Tätigkeit einen Sinn hat und anderen Menschen etwas bedeutet, zufriedener als Ärzte, die nicht die Erfahrung machen, dass ihnen ihre Arbeit wichtig ist.

Wenn du als Straßenfeger arbeitest, dann fege die Straßen so, wie Michelangelo malte, wie Beethoven komponierte oder wie Shakespeare dichtete. Fege die Straßen so gut, dass die Menschen innehalten und sagen: Hier lebt ein großer Straßenfeger, der sich auf seine Arbeit versteht.

Martin Luther King

Fragebogen zur Arbeitszufriedenheit

Um herauszufinden, wie glücklich Sie bei der Arbeit sind, können Sie den folgenden Fragebogen zur Arbeitszufriedenheit ausfüllen. Dieser Fragebogen wird weltweit eingesetzt und beruht auf 15 Hauptmerkmalen.

Anleitung:

Geben Sie an, wie zufrieden oder unzufrieden Sie mit den jeweiligen Merkmalen Ihres gegenwärtigen Jobs sind. Schreiben Sie jeweils eine Zahl zwischen 1 und 7 neben jedes Merkmal. Die Zahlen bedeuten:

1 = Ich bin höchst unzufrieden
2 = Ich bin sehr unzufrieden
3 = Ich bin etwas unzufrieden
4 = Ich weiß nicht genau
5 = Ich bin einigermaßen zufrieden
6 = Ich bin sehr zufrieden
7 = Ich bin höchst zufrieden

Fragebogen: Allgemeine Arbeitszufriedenheit

Merkmal	Zufriedenheit/ Unzufriedenheit 1-7
Physische Arbeitsbedingungen	
Freiheit, die Arbeit selbst zu gestalten	
Kollegen	
Anerkennung für gute Arbeit	
Direkte Vorgesetzte	
Verantwortung	
Bezahlung	
Möglichkeiten, die eigenen Fähigkeiten zur Geltung zu bringen	

Verhältnis zwischen Management und Mitarbeitern	
Aufstiegschancen	
Art und Weise der Unternehmensführung	
Umgang mit Verbesserungsvorschlägen	
Arbeitszeit	
Vielfalt und Abwechslung bei der Arbeit	
Sicherheit der Arbeitsstelle	
Summe	
Summe aller Spalten / 15	

Auswertung:

Sie erhalten das Ergebnis, den Wert für Ihre durchschnittliche Arbeitszufriedenheit, indem Sie die erreichten Punktzahlen der 15 Fragen addieren und diese Summe anschließend durch 15 dividieren. Bei einer Befragung von ca. 50.000 Beschäftigten in britischen Unternehmen ergab sich ein durchschnittlicher Wert von 4,47, wobei Frauen im Durchschnitt einen leicht höheren Wert als Männer erzielten.

Dann schauen Sie sich die Aspekte an, die Sie lediglich mit *„Ich bin höchst unzufrieden"* oder *„Ich bin sehr unzufrieden"* bewertet haben. Fragen Sie sich:

- *Welche Bedeutung haben diese Punkte für mich?*
- *Wie wichtig wären mir diese Aspekte?*

Bewerten Sie diese Punkte wiederum auf einer Skala von 1 bis 10, wobei 1 *„unwichtig für mich"* und 10 *„ganz besonders wichtig für mich"* bedeutet.

Und schließlich machen Sie das Gleiche mit den Aspekten, die Sie mit *„Ich bin höchst zufrieden"* und *„Ich bin sehr zufrieden"* bewertet haben. Fragen Sie sich:

- *Wie wichtig sind mir diese Bereiche bei meiner Arbeit?*
- *Wie selbstverständlich ist es, dass diese Punkte in einem Unternehmen vorherrschen?*

Überlegen Sie, welche Veränderungen in den Bereichen mit hoher Unzufriedenheit realistisch und machbar sind, und versuchen Sie, entsprechende Maßnahmen in die Wege zu leiten.

Arbeitsbezogene Gefühle ermitteln

Um herauszufinden, ob Sie bei Ihrer Arbeit eher glücklich oder unglücklich sind, können Sie den folgenden Fragebogen ausfüllen. Dieser misst vornehmlich Ihre arbeitsbezogenen Gefühle. Welche Gefühle hatten Sie in den letzten paar Wochen in Bezug auf Ihre Arbeit? Entscheiden Sie sich bei jeder der nachfolgenden zwölf Beschreibungen für eine der angebotenen fünf Möglichkeiten.

Fragebogen: Arbeitsbezogene Gefühle ermitteln

	Ich war/ ich fühlte mich	Überhaupt nicht	nur ein wenig	ziemlich	sehr	extrem	Summe
1	begeistert						
2	zufrieden						
3	ängstlich						
4	bedrückt						
5	aufgeregt						
6	behaglich						
7	angespannt						
8	deprimiert						
9	interessiert						
10	entspannt						
11	besorgt						
12	elend						
Summe „Glück“ (graue Felder) dividiert durch 6 =____							
Summe „Unzufriedenheit“ (weiße Felder) dividiert durch 6 =____							

Auswertung des Fragebogens:

Für die positiven Gefühle addieren Sie die Punkte zu den Begriffen Nr. 1, 2, 5, 6, 9 und 10, für die negativen Gefühle addieren Sie die Punkte für die Begriffe Nr. 3, 4, 7, 8, 11 und 12 und teilen beide Male die jeweilige Summe durch die Zahl 6. Schauen Sie dann, wo sich Ihre beiden Durchschnittswerte bei den fünf Antwortmöglichkeiten einordnen lassen. So erhalten Sie einen Anhaltspunkt dafür, wie zufrieden Sie mit Ihrer Arbeit sind.

Wenn Sie sich mit der Wahrnehmung und Einschätzung Ihrer Gefühle bei der Arbeit schwertun, kann Ihnen diese Übung weiterhelfen. Stellen Sie sich für einen Zeitraum von einer bis zwei Wochen täglich am frühen Abend folgende Fragen und beantworten Sie diese schriftlich:

- *In welchen Situationen habe ich heute deutliche Gefühle verspürt?*
- *Welche Gefühle waren das?* (Benennen Sie diese so präzise wie möglich.)
- *Was war der Auslöser für diese Gefühle?*
- *Wie haben meine Gefühle mein Verhalten beeinflusst?*
- *Habe ich meine Emotionen zum Teil oder ganz unterdrückt?*

Sollten Sie anfangs nicht viele Situationen einschätzen können, so ist dies ganz normal. Es kommt der Moment, in dem Ihnen bewusst wird, welche Gefühle es sind und was diese mit Ihnen machen. Sie werden mit dieser Übung empfindsamer und steigern Ihre Selbstwertwahrnehmung.

Glücks-Tipp: Die Arbeit schätzen

- Nehmen Sie die Aspekte Ihrer Arbeit, mit denen Sie zufrieden sind und die in Ihnen positive Gefühle wecken, nicht als selbstverständlich hin. Führen Sie sich Ihre (hohe) Zufriedenheit immer wieder vor Augen und schätzen Sie, dass Ihre Arbeit Ihnen diese Möglichkeiten bietet.

10. Beglückende Tätigkeiten

Egal ob Sie noch berufstätig sind oder schon Ihre wohlverdiente Rente genießen. Die Art und Weise, wie Sie Ihre (Frei-)Zeit verbringen, hat wesentlichen Einfluss auf ihr seelisches Wohlbefinden und Ihr Glücksniveau. Ein Vorteil des Älterwerdens ist, zu wissen was in uns persönliche Zufriedenheit hervorruft und was nicht. Viele Dinge wurden lange Zeit aus Pflichtgefühl und Engagement getan. Es ist nun an der Zeit, den Fokus zu ändern. Wir sollten uns verstärkt den Dingen widmen, die uns Freude machen und die ein Funkeln in unseren Augen erzeugen.

Analyse der täglichen Aktivitäten

Obwohl es nicht immer leicht ist, mentale und emotionale Zustände zu beschreiben, ist es doch möglich, zu sagen, ob wir glücklich und zufrieden sind. Um festzustellen, was Sie glücklich oder unglücklich macht, können Sie Ihre täglichen Aktivitäten festhalten und danach bewerten, welche Bedeutung sie für Sie haben und wie viel Freude sie Ihnen machen.

- Halten Sie mindestens zwei Wochen lang Ihre täglichen Aktivitäten fest. Schreiben Sie am Abend auf, wie Sie Ihren Tag verbracht und wofür Sie wie viel Zeit aufgewendet haben. Erstellen Sie quasi einen Stundenplan Ihrer Aktivitäten. Sie brauchen dabei nicht jede Minute Ihres Tagesablaufs wiederzugeben. Es genügt, wenn Sie einen Eindruck davon erhalten, wie Ihre Tage im Einzelnen aussehen.

- Machen Sie dann am Ende jeder Woche eine Aufstellung zu Ihren Aktivitäten, was sie Ihnen bedeuten, wie viel Freude sie Ihnen machen und wie viel Zeit Sie mit den Aktivitäten verbracht haben. Dazu können Sie auch eine Skala von 1 bis 5 nutzen, wobei 1 keine Bedeutung und kein Vergnügen anzeigt und 5 viel Bedeutung und viel Vergnügen. Halten Sie neben der Zeitangabe fest, ob Sie gern weniger oder mehr Zeit mit dieser Aktivität verbrächten.

Wenn Sie gern mehr Zeit mit ihr verbrächten, vermerken Sie ein „+“ daneben. Wollen Sie viel mehr Zeit damit verbringen, notieren Sie „++“. Wenn Sie weniger Zeit damit verbringen wollen, schreiben Sie entsprechend „- “ und „- -“ daneben. Sind Sie mit dem Zeitaufwand für die einzelne Aktivität zufrieden oder gibt es im Moment keine Möglichkeit, diese nach oben oder unten hin zu verändern, dann schreiben Sie einfach ein „= “ daneben.

Eine solche Aufstellung könnte in etwa so aussehen:

Aktivität	Bedeutung	Lebensfreude	Zeit pro Woche
Zeit mit der Familie verbringen	5	4	2,2 Stunden ++
Treffen mit Freundinnen	4	2	11 Stunden =
Fernsehen	2	3	8,5 Stunden -
Sport	3	4	2 Stunden ++
Lesen	3	4	1 Stunde ++
......			

Überlegen Sie nun, welche Tätigkeiten Sie künftig verstärkt ausüben und welche Sie reduzieren können und möchten. Treffen Sie eine Auswahl und setzen Sie Ihr Vorhaben in die Tat um. Ihre Lebensfreude und Ihre Zufriedenheit werden steigen, wenn Sie sich vermehrt mit jenen Menschen und Dingen befassen, die Ihnen guttun und aus denen Sie positive Energie ziehen können.

Welche Aktivitäten beglücken am meisten?

Eine US-Studie fand heraus, dass ihre Studienteilnehmer am glücklichsten beim Tanzen waren, wenn Bewegung Endorphine fließen lässt und Körperkontakte zur Ausschüttung von Oxytocin führen. An zweiter Stelle lagen ehrenamtliche Tätigkeiten, gefolgt von Musizieren, spiritueller Praxis, Treffen mit Freunden und Sport. Andere Studien nennen auch Reisen als beglückend, ebenso Heimwerken und Sport. Fernsehen hingegen, so die meisten Studien, macht tendenziell unglücklich.

Das hohe Glück der Ehrenamtlichen

Mehr als ein Drittel der Bundesdeutschen engagiert sich ehrenamtlich, am häufigsten im Sport, gefolgt vom Engagement in Schule und Kindergarten sowie in kirchlichen Einrichtungen und im Sozialbereich. *„Eine Aktivität, in der man aus freien Stücken seine Zeit und seine Ressourcen einsetzt, um anderen Personen, Gruppen oder Organisationen nützlich zu sein, sei die Kunst des Glücks"*, so Professor Paul Whiteley von der Universität Essex. Auch eine deutsche Studie belegt einen eindeutigen **Zusammenhang zwischen Ehrenamt und Lebenszufriedenheit:** Wer kein Ehrenamt ausübt, erreichte auf einer Skala von 0 bis 10 einen Mittelwert von 6,9, wer hingegen wöchentlich ein solches wahrnimmt, von 7,4. Interessant sind auch die Ergebnisse einer Studie zum Ende der DDR. In der DDR existierten zahlreiche sozialistische Institutionen, wie etwa Sportclubs, in denen sich viele Bürger engagierten. Nach der Wende wurden diese aufgelöst und viele konnten sich dort nicht mehr betätigen. Ihre Lebenszufriedenheit sank zwischen 1990 und 1992 um 0,7 Punkte, während sie bei jenen, die zuvor kein Ehrenamt hatten, gleichblieb.

Weshalb beglückt ehrenamtliche Tätigkeit?

Ein Grund ist die Freiwilligkeit. Wenn Personen andere (speziell Familienangehörige) pflegen *müssen*, erzeugt das Stress. Wenn Menschen andere pflegen *wollen*, erhöht dies das Wohlbefinden. Wer ein Ehrenamt uneigennützig und authentisch ausübt, wird oft mit der **„Glücksdroge Helper`s High"** belohnt und entwickelt zugleich seine sozialen Fertigkeiten weiter, vertieft Beziehungen und steigert sein persönliches Glücksniveau. Falls für Sie ein Ehrenamt in Frage kommt: es gibt inzwischen sogar einige Messen rund um das Ehrenamt oder Freiwilligen-Börsen, bei denen sich gemeinnützige Organisationen mit ihren Infoständen präsentieren. Dort können Sie sich kompetent beraten lassen und viele Informationen und Eindrücke mitnehmen, um für sich das passende Betätigungsfeld zu finden.

Kreativität bringt den Flow

Sie kennen vielleicht den Zustand, so in eine Tätigkeit vertieft zu sein, dass Sie nicht hören, wenn Ihr Name gerufen wird, oder plötzlich entdecken, dass es schon viel später ist, obwohl Sie das Gefühl haben, dass erst wenige Minuten vergangen sind. Dies sind Momente, in denen Sie den sogenannten „Flow", erleben. Als „Flow" wird in der Psychologie eine Erfahrung bezeichnet, bei der man völlig in seiner Tätigkeit aufgeht und dabei ein besonderes Glücksgefühl erlebt. Ein Zustand also, in dem die Aufmerksamkeit und die Handlung miteinander verschmelzen. Das Flow-Konzept basiert auf den dreißigjährigen Forschungen des Psychologen Mihaly Csikszentmihalyi. Dabei untersuchte er auch, wie dieses Gefühl der Euphorie entstehen kann. Das motivierende Zufriedenheits- und Glücksgefühl des Flows können Sie nur dann erleben, wenn Sie sich in Ihrem persönlichen „Flow-Kanal" befinden. Dieser Flow-Kanal kann sich für Sie öffnen, wenn Sie zum Beispiel einer kreativen Aufgabe nachgehen. Csíkszentmihályi konnte beobachten, dass das Erschaffen von etwas Neuem oft mit einem Flow-Gefühl einhergeht. Flow ist also auch das

Ergebnis von Kreativität. Kreative Tätigkeiten sind also mehr als bloße Freizeitbetätigungen, die uns vom Alltag ablenken können. **Kreativität im Alter kann glücklich machen**. Gerade die fortgeschrittenen Jahre im Leben eignen sich besonders gut, um eine kreative Ader in sich neu zu entdecken. *„Die Erfahrung, schöpferisch zu sein, wirkt ebenso anregend wie beglückend"*, betont Professor Andreas Kruse, Alternsforscher an der Universität Heidelberg.

Also ruhig mal wieder die Stricknadeln zücken, auf der alten Flöte tröten oder ein neues Kochrezept ausprobieren. Nichts muss dabei perfekt sein. Schon ein bisschen Rumprobieren macht glücklich, weil Sie sich jenseits der bekannten Pfade bewegen. Kleine kreative Beschäftigungen helfen Ihnen dabei, langfristig zufriedener zu sein. Wenn Sie sich regelmäßig kreativ betätigen, werden Sie mit der Zeit gelassener, lebendiger und zufriedener. Neues zu erschaffen setzt Endorphine, die Glückshormone, frei. **Denken Sie also an Ihre tägliche Dosis Kreativität!**

Wie wäre es damit, einmal ein Kochrezept aus Ihrer Kindheit auszuprobieren oder etwas Modisches aus Ihrer Jugendzeit nach zu nähen oder nach zu stricken? Ein paar Ideen dazu finden Sie auf den folgenden Seiten.

Glücks-Tipp: Kochrezepte aus der Kindheit

10 leckere Rezepte aus dem Jahr 1971 können Sie hier mittels QR-Code oder Link downloaden:

bit.ly/10-Rezepte-1971

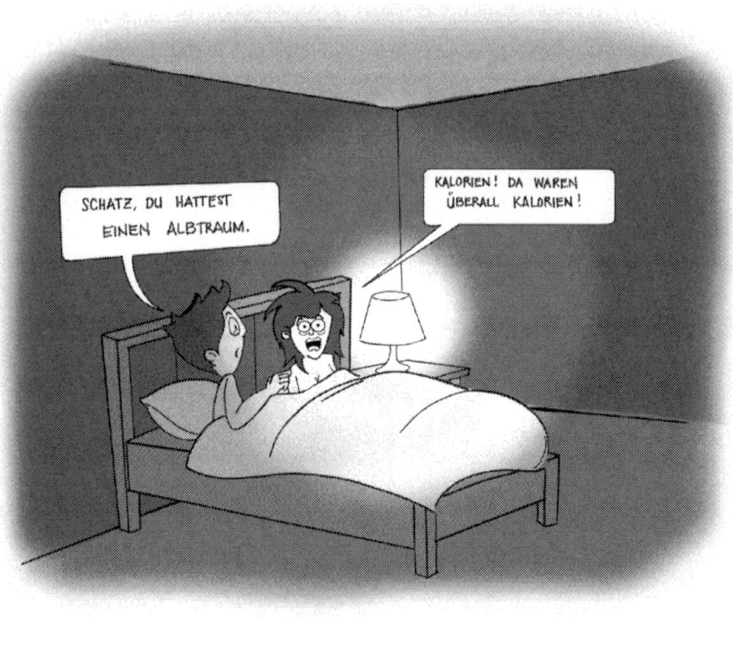
SCHATZ, DU HATTEST EINEN ALBTRAUM.
KALORIEN! DA WAREN ÜBERALL KALORIEN!

Glücks-Tipp: Pelzkappe zum Selbernähen

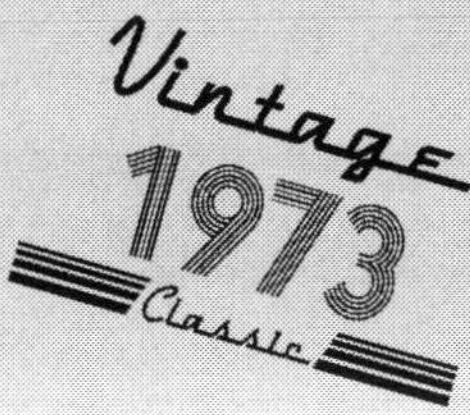

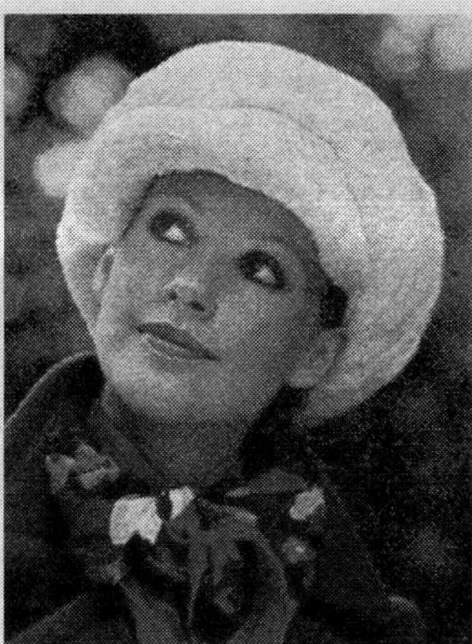

Diese Pelzkappe aus dem Jahr 1973 ist zum Selbernähen. Den Schnitt gibt es unten zum Download.

Hier der QR-Code und Link zum Schnitt für die Pelzkappe zum Download und ausdrucken (Druckgröße A4)

bit.ly/Schildpelzkappe-1973

Glücks-Tipp: Mütze und Handschuhe stricken

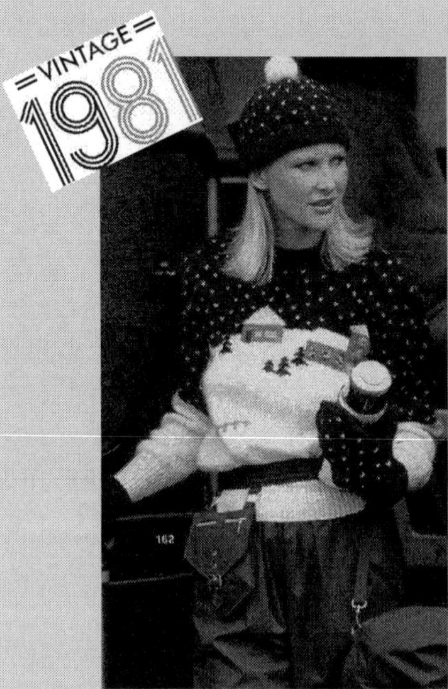

Selbstgestrick-tes lag auch im Winter 1981 im Trend.

Die Anleitung für Mütze und Handschuhe zum Selber-stricken gibt es unten.

Hier der QR-Code und Link für die Strickanleitung aus 1981 zum Download

bit.ly/1981-mütze-handschuhe

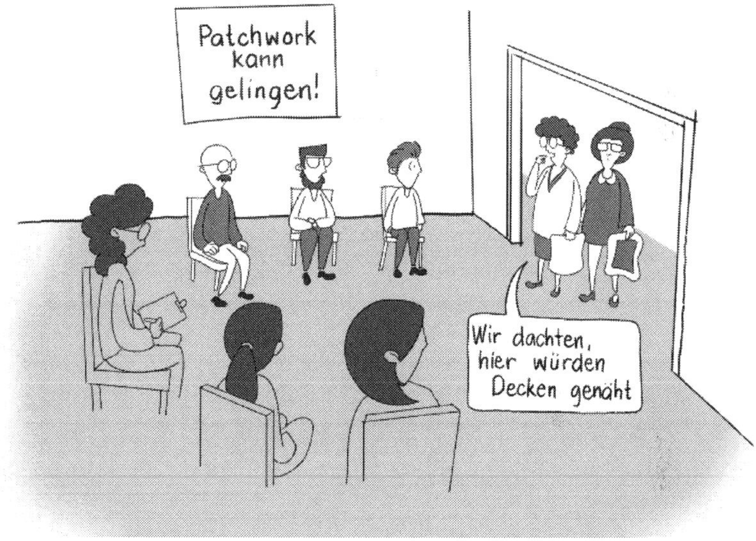
Patchwork kann gelingen!
Wir dachten, hier würden Decken genäht

Die persönliche Glücksanalyse

Auch und gerade im Alter ist es das Ziel einer jeden Frau, ein glückliches, zufriedenes, gesundes und ausgeglichenes Leben zu führen. Voraussetzung dafür ist eine Ausgeglichenheit und Balance in allen wichtigen Bereichen des Lebens. Wenn Sie sich in Ihrem Leben mit sich selbst oder mit Ihrem Umfeld zurzeit nicht wohl fühlen, gibt es verschiedene Möglichkeiten, wie Sie Ihren aktuellen Lebenszustand analysieren, bewerten und gegebenenfalls zum Positiven hin verändern können. Folgende Tipps helfen Ihnen dabei:

Meine Zufriedenheit mit dem Leben

Die ***Skala zur Lebenszufriedenheit*** des US-Psychologen Edward Diener ist das weltweit am häufigsten verwendete Instrument zur Messung der Lebenszufriedenheit. Der Fragebogen besteht aus nur fünf Fragen und gibt Ihnen in einer Minute Auskunft darüber, wie zufrieden Sie im Allgemeinen mit Ihrem eigenen Leben sind. Er misst also das sogenannte „Lebensglück". Der Fragebogen kann Ihnen – auch bei Stimmungsschwankungen – ein genaueres Bild vom Ausmaß Ihrer allgemeinen Lebenszufriedenheit vermitteln.

Anleitung zum Fragebogen:

Unten stehen fünf Aussagen, denen Sie zustimmen können oder auch nicht. Drücken Sie mit den folgenden Zahlenwerten den Grad Ihrer Zustimmung aus und tragen Sie die Ziffer links neben den Aussagen ein:

7 = starke Zustimmung
6 = Zustimmung
5 = geringe Zustimmung
4 = weder Zustimmung noch Ablehnung
3 = geringe Ablehnung
2 = Ablehnung
1 = starke Ablehnung

Zustimmung 1-7	**Aussagen**
	Mein Leben kommt in so ziemlich jeder Hinsicht meinen Idealvorstellungen nahe.
	Meine Lebensumstände sind ausgezeichnet.
	Ich bin mit meinem Leben rundum zufrieden.
	Bisher habe ich die wichtigen Dinge im Leben, die ich haben wollte, bekommen.
	Wenn ich mein Leben noch einmal leben dürfte, würde ich nichts anders machen.
	Summe der Punkte

Ergebnis:

30 bis 35:	extrem zufrieden, sehr deutlich über dem Durchschnitt
25 bis 29:	sehr zufrieden, über dem Durchschnitt
20 bis 24:	einigermaßen zufrieden, entspricht dem Durchschnitt
15 bis 19:	leicht unzufrieden, knapp unter dem Durchschnitt
10 bis 14:	unzufrieden, deutlich unter dem Durchschnitt
5 bis 9:	sehr unzufrieden, drastisch unter dem Durchschnitt

Zehntausende von Menschen aus verschiedensten Kulturen haben diesen Fragebogen ausgefüllt. Hier einige repräsentative Normwerte: Unter älteren Amerikanern erreichen Männer 28 und Frauen 26 Punkte. Nordamerikanische College-Studenten erreichen zwischen 23 und 25, osteuropäische und chinesische Studenten im Durchschnitt zwischen 16 und 19 Punkten. Männliche Gefängnisinsassen erreichen im Durchschnitt 12 Punkte, genauso viel wie Menschen in Krankenhäusern. Menschen in psychologischer Behandlung erreichen im Durchschnitt zwischen 14 und 18 Punkten. Nonnen sind mit einem Wert von 25 überdurchschnittlich zufrieden. Menschen, die für andere Menschen sorgen, erreichen im Durchschnitt 21 Punkte.

Als Onlineversion finden Sie den auf der vorigen Seite abgedruckten Fragebogen zur Lebenszufriedenheit auch auf der Website der Universität Zürich unter https://www.charakterstaerken.org. Nach einer kostenlosen Registrierung erhalten Sie Zugang zu rund **25 unterschiedlichen psychologischen Fragebogen rund um Ihre Persönlichkeit samt Auswertung.**

Jetzt sind die guten Zeiten,
nach denen wir uns in zehn Jahren zurücksehnen.

Sir Peter Ustinov

Mein Lebensrad

Mit der Übung *„Mein Lebensrad"* können Sie sich Klarheit darüber verschaffen, in welchen Lebensbereichen eine Veränderung sinnvoll sein könnte. Mit dem Lebensrad können Sie eine aktuelle Standortbestimmung in Bezug auf die Zufriedenheit mit Ihren wichtigen Lebensbereichen vornehmen. Die Übung macht ein mögliches Ungleichgewicht Ihrer Lebensbalance sichtbar und zeigt Ihnen Ansatzpunkte für Veränderungen auf. *Das Lebensrad* gibt Ihnen Hinweise, in welchen Lebensbereichen der größte Handlungsbedarf besteht, und hilft Ihnen so bei der Entscheidung, wo Sie ansetzen sollten, um wieder mehr Zufriedenheit und Lebensfreude zu erreichen.

Gehen Sie dazu folgendermaßen vor:

Schritt 1: Bereiche definieren: Bestimmen Sie als erstes Ihre wichtigen Lebensbereiche und tragen diese in das Rad (Abbildung 1) ein. Üblicherweise sind acht Bereiche ausreichend. Im Allgemeinen werden folgende Lebensbereiche genannt: Körper & Gesundheit, Familie, Freunde, Spaß & Erholung, (Wohn-) Umfeld, Finanzen und persönliche Weiterbildung. Alternativ können Sie auch Bereiche wählen, die für Sie persönlich wichtig sind.

Wenn es Ihnen leichter fällt, können Sie auch die verschiedenen Rollen, die Sie täglich einnehmen benennen. Zum Beispiel: Ehefrau, Mutter, Großmutter, Teammitglied (Sport), Freundin etc. Wichtig ist nur, dass es Rollen sind, die für Sie von Bedeutung sind.

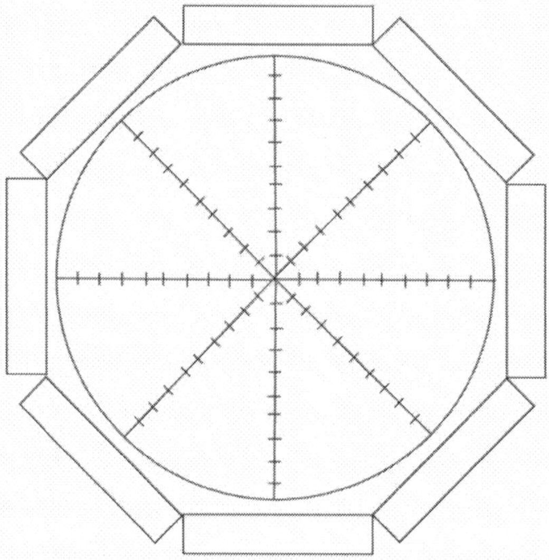

Abb. 1: Lebensrad

Schritt 2: Ist-Analyse: Gehen Sie die Bereiche/Rollen nacheinander durch und bewerten Sie Ihre Zufriedenheit von 1 (wenig zufrieden = nahe an der Mitte des Kreises) bis 10 (sehr zufrieden = am äußeren Rand des Kreises). Hilfreiche Fragen bei der Bewertung der Zufriedenheit können zum Beispiel sein:

- *Würde ich mir in diesem Bereich / dieser Rolle eine Veränderung wünschen oder kann es so bleiben, wie es ist?*
- *Wie viel Zeit / Aufmerksamkeit nimmt der Lebensbereich / die Rolle ein? Ist dies zu viel / zu wenig / genau richtig?*

- *Wie intensiv lebe ich diesen Lebensbereich / diese Rolle? Ist dies zu viel / zu wenig / genau richtig?*

- *Wie viel Energie investiere ich in diesen Lebensbereich / diese Rolle? Wie viel Energie gibt mir dieser Bereich / diese Rolle?*

Schritt 3: Punkte verbinden: Nachdem Sie jeden Bereich für sich bewertet haben, verbinden Sie die Punkte mit Linien, so dass Sie ein Spinnennetz-Diagramm erhalten, in etwa wie in Abbildung 2:

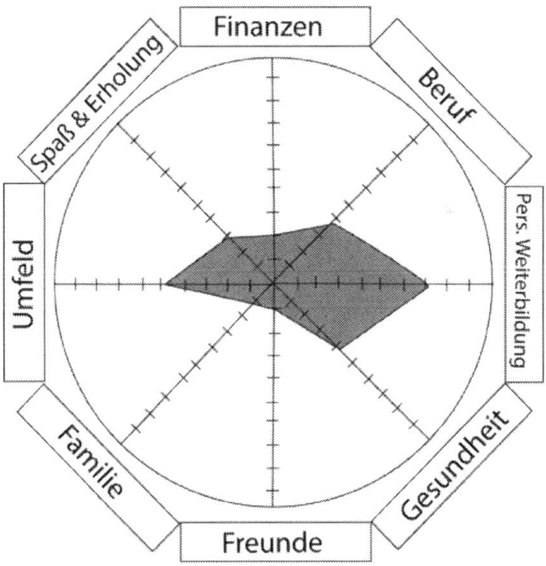

Abb. 2: Beispielhaftes Spinnennetz-Diagramm nach Verbinden der Punkte aus der Ist-Analyse

Schritt 4: Zielwert festlegen. Im nächsten Schritt gehen Sie nochmals alle Bereiche durch und überlegen sich, welcher Wert für Sie der jeweils wünschenswerte des jeweiligen Lebensbereichs wäre. Hierbei geht es nicht darum, dass Sie in jedem Bereich 10 Punkte ankreuzen. Es kann zum Beispiel sein, dass Ihnen Ihr *„Beruf"* nicht so wichtig ist, sodass ein Zufriedenheitswert von 6 aus Ihrer Sicht für Sie bereits ideal wäre. Möglicherweise ist Ihnen jedoch der Bereich *„Spaß & Erholung"* wichtiger, so dass Sie hier einen Zielwert von 9 anstreben. Bitte bedenken Sie: Es geht dabei immer um Ihre individuelle Bewertung der Bereiche. Es gibt kein Richtig oder Falsch!

Hilfreiche Fragen bei der Festlegung eines Zielzustand sind beispielsweise:

- *Welche Bereiche / Rollen möchte ich erweitern oder verändern?*
- *In welchen Bereichen / Rollen gibt es noch unerfüllte Bedürfnisse?*
- *Woraus kann ich Kraft schöpfen?*
- *Wo möchte ich mehr Energie investieren?*
- *Wie viel Zeit sollte dieser Bereich / diese Rolle einnehmen?*

Schritt 5: Zielpunkte verbinden: Nachdem Sie Ihre Idealwerte für jeden Bereich definiert haben, verbinden Sie auch diese Punkte miteinander, sodass Ihr Lebensrad-Diagramm in etwa so aussieht wie in Abbildung 3.

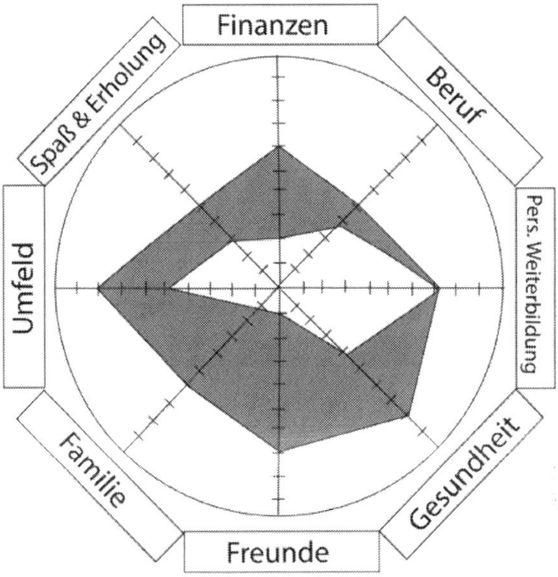

Abb. 3: Beispielhaftes Lebensrad nach Einzeichnen der Zielwerte

Schritt 7: Bereiche auswählen: Ihr Lebensrad zeigt Ihnen nun deutlich, in welchen Bereichen Sie von Ihrem Idealwert entfernt sind und auf welche Bereiche Sie künftig mehr achten sollten. Dort, wo Ist- und Zielzustand am weitesten auseinander liegen, wünschen Sie sich am ehesten eine Veränderung. Wählen Sie jene Bereiche aus, die Sie angehen möchten.

Schritt 8: Was gilt es, zu verändern? Im letzten Schritt überlegen Sie sich nun, was Sie konkret verändern möchten. Wenn Sie beispielsweise im Bereich *„Freundschaften"* noch weit von Ihrem Idealwert entfernt sind, könnten Sie sich dazu entschließen, anstatt abends vor dem Fernseher zu sitzen, regelmäßig etwas mit Ihren Freundinnen zu unternehmen oder einem Sportverein beizutreten, um neue Menschen kennen zu lernen.

Dazu können Sie sich auch folgende Fragen stellen:

- *Was bräuchte ich, um eine Veränderung zu bewirken?*
- *Welche Fähigkeiten, Ressourcen, Informationen habe ich bereits?*
- *Wer kann mich unterstützen?*
- *Auf welche Erfahrungen aus der Vergangenheit kann ich zurückgreifen, um mein Wunschziel zu erreichen?*
- *Was wäre das nächste Etappenziel?*
- *Was könnte der erste kleine Schritt sein?*

Egal in welchen Bereichen Sie eine Veränderung erreichen möchten, wichtig ist, dass Sie diese Veränderung auch wirklich angehen.

Variante: Meine Zufriedenheit mit den Lebensbereichen

Eine Variante der Analyse ist folgende Vorgehensweise: Betrachten Sie Ihren momentanen Alltag und geben Sie an, in welchen Lebensbereichen Sie sich in der letzten Woche engagiert haben. (Kreuzen Sie dazu die Ziffer vor dem jeweiligen Bereich an.) Ergänzen Sie Bereiche, die außerdem in Ihrem Leben eine Rolle spielen, in der Aufzählung jedoch nicht angeführt sind. Geben Sie dann an, wie zufrieden Sie mit Ihrem derzeitigen Engagement in dem jeweiligen Bereich sind: 0 = unzufrieden, 1 = zufrieden, 2 = sehr zufrieden.

Lebensbereiche, in denen ich mich in der letzten Woche engagiert habe ...	**Zufriedenheit (0-2)**
in meiner Familie	
in meiner Partnerschaft/Ehe	
in meiner Verwandtschaft	
für meinen Körper, mein Aussehen	
für meine Gesundheit	
in meiner Nachbarschaft	
bei meinen Freunden	
in meiner Wohnung (Haushalt, Alltagsorganisation)	
bei meiner Arbeit / in meinem Beruf	
in der Schule / für Bildung bzw. Weiterbildung	
in der Freizeit	
bei Vereinstätigkeiten	
in der Kirche	
in einem Ehrenamt	
sonstiges ...	

Überlegen Sie, welche Möglichkeiten es gibt, Ihre Zufriedenheit in den niedrig bewerteten Bereichen zu erhöhen, und ändern Sie Ihr Verhalten entsprechend.

Stellen Sie sich dazu folgende Fragen:

- *Woran würde ich erkennen, dass sich meine Zufriedenheit verbessert?*
- *Woran würde mein Umfeld bemerken, dass ich zufriedener bin?*
- *Was bräuchte ich, um eine Veränderung zu bewirken?*
- *Wofür lohnt es sich, diesen Weg zu gehen?*
- *Was ist meine größte Motivation, die Umsetzung anzugehen?*
- *Was wäre das nächste Etappenziel?*
- *Was könnte der erste kleine Schritt sein?*

Was mir wichtig ist

- Erstellen Sie eine Liste jener Aktivitäten, die für Sie eine große Bedeutung haben und die Ihnen viel Spaß machen. Auf einer solchen Liste könnte zum Beispiel stehen: Zusammensein mit der Familie, Sport treiben, Musik hören *usw.* Schreiben Sie auch hier neben die einzelnen Punkte, wie viel Zeit in der Woche oder im Monat Sie damit verbringen.

- Vergleichen Sie diese Liste mit der Aufstellung Ihrer *„Analyse der täglichen Aktivitäten"* in Kapitel 10: Beglückende Tätigkeiten oder der *„Zufriedenheit mit derzeitigen Lebensbereichen"-Liste* und fragen Sie sich, ob Sie zum Beispiel genügend Zeit mir Ihrer Familie verbringen, ob Sie ausreichend Sport treiben oder ob Sie sich die Zeit nehmen, Musik zu hören.

Zum guten Schluss

Das Glück im Alter ist so farbenreich wie das Leben selbst. Dabei liegt in der Einfachheit des Alltagsglücks das große Potenzial zum Lebensglück. Lebensfreude im Alter ist das Empfinden von Frohsinn, Vitalität, Optimismus und Kreativität. Nach den Erkenntnissen der Psychologie können wir rund 40 Prozent unseres persönlichen Glückempfindens selbst beeinflussen – auch und gerade im Alter! Wir haben es also zu einem Großteil selbst in der Hand, mit welcher Stimmung und welchem Ausmaß an Lebensfreude wir durchs Leben schreiten.

Alle angeführten Tipps, Ideen und Übungen sind dazu geeignet, Ihr Alltagsglück zu steigern. Wählen Sie diejenigen Ideen für sich aus, die Sie am meisten ansprechen und von denen Sie denken, dass sie Ihnen zu mehr Glücksempfinden und Lebensfreude verhelfen.

Ich wünsche Ihnen dazu viel Glück!

Ihre
Nadja Kühnlieb

P.S. Die folgende Geschichte soll Sie zum Abschluss nochmals zum Nachdenken anregen.

Das Glas der Zeit

Ein Professor wird gebeten, seinen Studenten innerhalb einer Vorlesungsstunde das Thema Zeit- und Selbstmanagement näherzubringen. Er tut dies in Form eines Experiments: Er holt einen Glaskrug aus seiner Tasche und stellt diesen für alle sichtbar auf sein Pult. Zuerst legt er vorsichtig faustgroße Steine nacheinander bis zum Glasrand in den Krug. Er blickt zu seinen Studenten und fragt: *„Ist das Glas aus Ihrer Sicht voll?“* Alle Studenten antworten mit einem Ja. Ohne weitere Worte holt er eine Tüte mit Kieselsteinen aus seiner Tasche, schüttet diese über die faustgroßen Steine und rührt leicht um.

Die Kieselsteine fallen zwischen den großen Steinen hindurch und füllen so das Gefäß aus. Wieder blickt der Professor seine Studenten an: *„Ist das Glas aus Ihrer Sicht jetzt voll?“* Die Studenten sind verunsichert, und einer sagt: *„Wahrscheinlich nicht ...“*

Wieder holt der Professor wortlos einen Becher mit Sand aus seiner Tasche und kippt diesen in das Gefäß, sodass der Sand die Zwischenräume auffüllt. Er sieht seine Studenten an: *„Ist das Glas nun voll?“* Dieses Mal antwortet ein Großteil der Studenten mit einem Nein. Der Professor zieht lächelnd eine Wasserflasche aus seiner Tasche und füllt ihren Inhalt in das vor ihm stehende Gefäß.

Nach einer kurzen Pause fragt der Professor: *„Nun, was können Sie aus diesem Experiment lernen?“*

Eine besonders clevere Studentin meint daraufhin: *„Wir lernen, dass wir auch dann, wenn unser Zeitplan bis zum Rand mit Terminen und Aufgaben gefüllt ist, immer noch etwas dazwischenschieben können.“*

„Nein", sagt der Professor, *„darum geht es nicht. Wir lernen daraus, dass wir niemals alle faustgroßen Steine in das Gefäß bekommen, wenn wir Sie nicht als allererstes hineinlegen."*

Ein großes Schweigen setzt im Kurs ein, denn jedem wird klar, wie recht der Professor mit seiner Aussage hat. Die Vorlesung neigt sich dem Ende zu, und der Professor verabschiedet sich mit den Worten:

„Vergessen Sie nie, sich die Frage nach den wichtigen und bedeutsamen großen Steinen Ihres Lebens zu beantworten. Sonst laufen Sie Gefahr, dass Sie Ihr Leben mit den kleinen Dingen, dem Sand oder dem Kies, verbringen und Ihnen keine Zeit mehr verbleibt für die wichtigen Dinge Ihres Lebens, wie zum Beispiel Ihre Familie oder Ihre Träume." Mit langsamen Schritten und seiner Tasche unter dem Arm verlässt der Professor den Hörsaal.

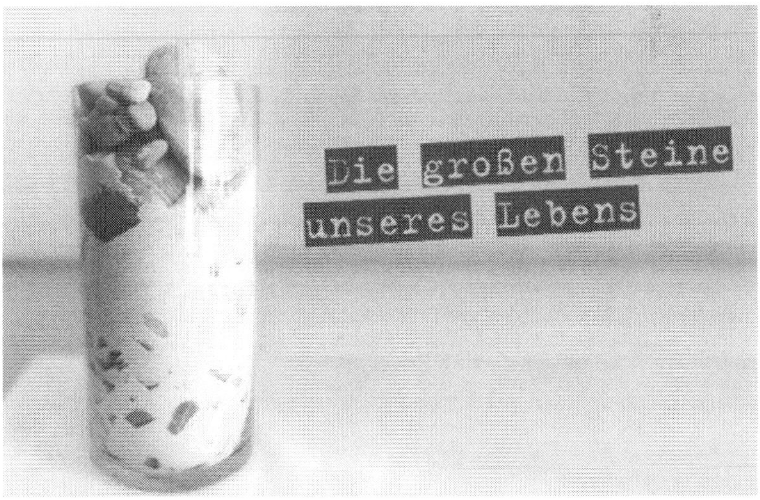

Literatur- und Studienverzeichnis

Im folgenden Verzeichnis sind hin und wieder Verweise zu Internetseiten als Quelle oder für vertiefende Informationen angeführt. Wir bitten um Verständnis, dass wir keinen Einfluss darauf haben, wie lange diese Internetseiten abrufbar sind.

Auf dem Weg zum Glück

Diener, E./Oishi, S. (2004) Are Scandinavians happier than Asians? Issues in comparing nations on subjective well-being. In: Columbus, F. (Ed.), Asian Economic and Political Issues 10, 1-25. Nova Science

Psychologie des Glücks

Frey B. (2017) Wirtschaftswissenschaftliche Glücksforschung: Kompakt – verständlich – anwendungsorientiert. Springer Verlag

Fünf Dinge, auf die sich die Deutschen im Alter freuen: Aus einer Umfrage von Apotheken Umschau und Senioren Ratgeber für das Buch: Langenscheidt F. & Schulz A. (2020) Alt genug um glücklich zu sein – Wie unser Leben mit jedem Jahr besser wird. Heyne Verlag

Was ist Glück?

Demoskopisches Institut Allensbach (2003) Glücksdefinitionen und -erfahrungen der Bevölkerung, Ergebnisse einer qualitativen und quantitativen Befragung. Allensbach

Diener et al. (1997) Recent findings on subjective well-being. Indian Journal of Clinical Psychology, 24, 25-41

Kim-Prieto, C. et al. (2005) Integrating the diverse definitions of happiness: A time-sequential framework of subjective well-being. Journal of Happiness Studies, 6, 261-300

Wie verläuft das Glück beim Altern?

Blanchflower D. (01/2020) Is Happyness U-shaped Everywhere? Age an Subjective Well-beeing in 132 Countries Download unter: https://www.nber.org/papers/w26641

Mahne et al. (2017) Altern im Wandel. Zwei Jahrzehnte Deutscher Alterssurvey (DEAS), Springer Verlag

Sind Frauen glücklicher als Männer?

Bucher, Anton (2018) Psychologie des Glücks, 15. Beltz Verlag

Hampson E. et al (2006) A female advantage in the recognition of emotional facial expressions: test of an evolutionary hyothesi. Evolution and Human Behavior, 27, 401-416

Jubilee Women (2002) Fiftysomething women – lifestyle and attitudes now and fifty years ago. Download unter: http://www.sirc.org/publik/jubilee_women.pdf

Welchen Nutzen hat das Glücklichsein?

Jacobs Bao, K./Lyubomirsky, S. (2013) The rewards of happiness. In David, S. A./Boniwell, I./Conley Ayers, A. (Eds.), The Oxford handbook of happiness, 119-133, Oxford University Press.

Weitere Studien dazu sind angeführt in: Bucher, Anton (2018) Psychologie des Glücks, 15. Beltz Verlag

Macht Geld glücklich?

Bieswas-Diener, R./Diener, E. (2001) Making the best of a bad situation: Satisfaction in the slums of Calcutta. Social Indicators Research, 55, 329-352

Bieswas-Diener, R./Vitterso, J./Diener, E. (2005) Most people are pretty happy, but there is cultural variation: The Inughiti, the Amish, and the Massai. Journal of Happiness Studies, 6, 205-226

Caria, S. A./Falco, P. (2013) Does the risk of poverty reduce happi-ness? University of Oxford: Developmental Studies Working Papers, 363

Delhey, J. (2010) From materialist to post-materialist happiness? Nati-onal affluence an determinants of life satisfaction in cross-national per-spective. Social Indicators Research, 97, 65-84

Hajek, A. (2013) Der Einfluss von Armut und Reichtum auf die Lebens-zufriedenheit. Eine empirische Analyse mit dem SOEP unter besonderer Berücksichtigung des Capability Approach. Utz-Verlag

Köcher, R./Raffelhüschen, B. (2011) Glücksatlas Deutschland 2011. Knaus

Kuhn, P. et al. (2010) The effects of lottery prizes on winners and their neighbors: Evidence from the Dutch postcode lottery. IZA Paper 4950

Pew Research (2006) Are we happy yet?

Smith, S./Razell, P. (1975) The pools winners. Caliban

Kann man das Glück trainieren?

Mehnert et al. (1990) Correlates of life satisfaction in those with disabling conditions. Rehabilitation Psychology, 35, 3-17

Happiness Twin Studie: Lykken, David T. (1999) Happiness: What Studies on Twins Show Us about Nature, Nurture, and the Happiness Set Point. Golden Books

Roysamb, E./Nes, R. B./Vitterso, J. (2014) Wellbeing: heritable and changeable. In: Sheldon, K. M./Lucas, R. E. (Eds.), Stability of happiness. Theories and evidence on whether happiness can change, 9-36

Sheldon, K. M./Lyobomirsky, S. (2006) Achieving sustainable gains in happiness: Change your actions not your circumstances. Journal of Happiness Studies, 7, 55-86

10 Dinge, die mit 60 glücklich machen

Bucher, Anton (2018) Psychologie des Glücks, Beltz Verlag

1. Kleine Glücksmomente sammeln

Fava, Giovanni A. (2018) Well-Being Therapie (WBT): Eine Kurzzeittherapie zur psychischen Stabilisierung. Behandlungsmanual – Arbeitsmaterialien – Klinische Anwendungen. Mit Downloadmaterialien. Taschenbuch, Schattauer Verlag

Gesche Rabten (2007) Lerne zu meditieren – Meditation im Alltag. Le Mont-Pèlerin

Hirschhausen, Eckart (2011) Mein Glück kommt selten allein. Rowohlt

Klein, Stefan (2002) Die Glücksformel oder Wie die guten Gefühle ent-stehen. Rowohlt, 12. Auflage

Liste der 80 Dinge nach: https://www.lottoland.at/magazin/moechtest-du-das-leben-geniessen-schaetze-die-kleinen-dinge.html

Reddemann, Luise (2009) Positive Psychologie, Grundlagen, aktuelle Erkenntnisse, Anwendung bei Störungen. Audio-CD, Auditorium Netz-werk

Seligman, Martin E. P. (2005) Der Erfolgsfaktor – Warum Optimisten länger leben. Bastei Lübbe Verlag

2. Durch Dankbarkeit das Glück lernen

Dankesbreif aus: https://cusilife.de/lieber-koerper/

Egli Beatrice am 25.02.2021 Download unter: https://www.blick.ch/people-tv/schweiz/schlagerstar-beatrice-egli-32-verraet-was-sie-zum-strahlen-bringt-7-tipps-fuer-lebensfreude-id16366547.html

Emmons/McCullough (2003) Counting blessings versus burdens: An experimental investigation of gratitude and subjective well-being in daily life. Journal of Personality and Social Psychology, 84, 377-389. Download unter: https://greatergood.berkeley.edu/pdfs/GratitudePDFs/6Emmons-Blessings-Burdens.pdf

Emmons/Hölsken (2008) Vom Glück, dankbar zu sein – Eine Anleitung für den Alltag. Campus Verlag. Prof. Barry Neil Kaufmann, zitiert in: Stürmer, E. (2011) Glücksgold – Die Glücksrezepte der Völker, Kulturen und Religionen. Verlag Tredition

Haller Reinhard (2019) Das Wunder der Wertschätzung. Wie wir uns stark machen und dabei selbst stärker werden. Gräfe und Unzer Verlag

Kini, P./Wong, J./McInnis, S./Gabana, N./Brown, W. (2015) The effects of gratitude expression on neural activity. Neuroimage 2016, 128, 1-10. Abstract unter: https://www.ncbi.nlm.nih.gov/pubmed/26746580

Lyubomirsky, Sonja (2008) Glücklich sein: Warum Sie es in der Hand haben, zufrieden zu leben (The How of Happiness)

McCraty, Rollin/Atkinson, Mike/Tiller, William/Rein, Glen/Watkins, Alan (1995) The Effects of Emotions on Short-Term Power. Spectrum Analysis of Heart Rate Variability. The American Journal of Cardiology, Vol. 76 (14), 1089-1093, Download unter: https://www.heartmathbenelux.com/doc/American_Journal_of_Cardiology.pdf

Mills, P. J./Redwine, L./Wilson, K./Pung, M. A/Chinh, K./Greenberg, B. H./Lunde, O./Raisinghani A./Wood, A./Chopra, D. (2015) The Role of Gratitude in Spiritual Well-Being in Asymptomatic Heart Failure Patients. Spirituality in Clinical Practice, 2 (1), 5-17. Download unter: https://www.apa.org/pubs/journals/releases/scp-0000050.pdf

Dem Körper danken nach: Reddemann Luise im Seminar: Psychodynamisch-Imaginative Traumatherapie (PITT®) Bernried, März 2007

Seligman, Martin E. P./Stehen, T. A./Park, N./Peterson, C. (2005) Positive psychology progress: Empirical validation of interventions. American Psychologist, 60, 410-421. Oder: Jais, A. (2010) Qualitative Studie: Der Dankbarkeitsbrief: Analyse einer Interventionsmethodik zur Steigerung von positiven Emotionen. VDM Verlag Dr. Müller

Seligman, Martin E. P. (2005) Der Glücks-Faktor: Warum Optimisten länger leben. Bastei Lübbe Verlag

Seligman, Martin E./Steen, T. A./Park, N./Peterson, C. (2005) Positive psychology progress: Empirical validation of interventions. American Psychologist, 60, 410-421

Stöckl, Barbara (2012) Wofür soll ich dankbar sein? Ecowin Verlag

Vergleichswerte zum Dankbarkeits-Fragebogen: Die Vergleichswerte stammen aus dem Buch: Seligman, M. E. P. (2005) Der Glücks-Faktor: Warum Optimisten länger leben. Taschenbuch, Bastei Lübbe. Da vermutlich Antworten von mehrheitlich in Nordamerika lebenden Menschen in diese Auswertung eingeflossen sind, betrachten Sie diese Vergleichswerte bitte lediglich als Richtwerte. Unterschiedliche Kulturkreise können Dankbarkeit unterschiedlich bewerten.

Watkins, Philip C. (2014) Gratitude and the Good Life – Toward a Psychology of Appreciation. Springer Verlag

Wiseman, Richard (2011) Wie Sie in 60 Sekunden Ihr Leben verändern. Fischer Taschenbuch Verlag

Wood, A. M./Joseph, S./Lloyd, J./Atkins, S. (2009) Gratitude influences sleep through the mechanism of pre-sleep cognitions. Journal of Psy-chosomatic Research, 66, 43-48

3. Mit innerer Einstellung zum Glück

Birbaumer, Niels (2015) Dein Gehirn weiß mehr, als du denkst: Neueste Erkenntnisse aus der Hirnforschung. Verlag Ullstein

Coué, Émile (2017) Bewusste Autosuggestion: Nicht der Wille ist der Antrieb unseres Handelns, sondern die Vorstellungskraft. Epubli Verlag

Eggetsberger, Gerhard/Eggetsberger, Markus (2020) Psychonetik – FlowZoning und andere psychonetische Techniken: https://eggetsberger.net

Ferguson S. & Goodwin A. (2010). Optimism and Well-Being in Older Adults: The Mediating Role of Social Support and Perceived Control. International journal of aging & human development. 71. 43-68. 10.2190/AG.71.1.c. https://www.researchgate.net/publication/45706229_Optimism_and_Well-Being_in_Older_Adults_The_Mediating_Role_of_Social_Support_and_Perceived_Control

Nieuwland, M. S./Kuperberg, G. R. (2008) When the truth is not too hard to handle: An event-related potential study on the pragmatics of negation. Psychological Science, 12.2008

Späth, Thomas/Grabitzki, Sylvana (2012) Leben und Arbeit in Balance. Beltz Verlag

Studie mit 150.000 Menschen: Download unter: https://agewell.orbmedia.org/

4. Wie Optimismus glücklich macht

Danner, D./Snowdon, David A./Friesen, Wallace V. (2013) Positive Emotions in Early Life an Longelivety: Findings from the Study. In: Journal of Personality and Social Psychology, Ausgabe 80, 5

Gastvortrag von Prof. Dr. Martin Schröder: „Warum es uns noch nie so gut ging – und wir trotzdem ständig von Krisen reden“, Fakultät für Psychologie und Pädagogik der Ludwig-Maximilians-Universität Mün-chen am 05.12.2018

Lang F., Rupprecht R., Schulz M, Rohleder N. (2018) Die munteren Neunziger – Leben in der zehnten Dekade in Nürnberg. Download unter: www.geronto.fau.de/lebendig

Malouff, John M./Schutte, Nicola S. (2017) Can psychological interven-tions increase optimism? A meta-analysis. The Journal of Positive Psy-chology, 12:6, 594-604

Mitchell, T. R. et al. (1997) Temporal adjustments in the evaluation of events: the „rosy view“. Journal of Experimental Social Psychology 33

Schulz, H./Vögele, C./Meyer, B. (2009) Optimism, Self-Efficacy, and Per-ceived Stress as Predictors of Self-Reported Health Symptoms in Col-lege Students. Zeitschrift für Gesundheitspsychologie, 17, 4, 2009, 185-195

Seligmann, Martin E. P. (2017) Authentic Happiness: Using the New Positive Psychology to Realize Your Potential for Lasting Fulfillment. Nicholas Brealey Publishing

Terman Life-Cycle Study of Children with high Ability, 1922-1991; Download unter: http://www.icpsr.umich.edu/icpsrweb/NACDA/studies/08092

Übung: „The Best Possible Self Intervention“ (https://greatergood.berkeley.edu/pdfs/optimism_intervention.pdf

5. Mit Humor lacht das Alter

Faust, Volker (O. J.) Psychohygiene – Zur Psychologie des Alltags. Download unter: http://www.psychosoziale-gesundheit.net/psychohygiene/lachen.html mit Literaturhinweisen im Anhang

Gelkopf, Marc (2011) The Use of Humor in Serious Mental Illness: A Review. In: Evidence-Based Complementary and Alternative Medicine 10,1093/ecam/nep106

Gueguen, Nicolaus (2011) Die Lachkur. In: Gehirn und Geist, 7-8/2011

Lachforscher Willibald Ruch in: von Münchhausen, Marco (2006) Wo die Seele auftankt – Die besten Möglichkeiten, Ihre Ressourcen zu aktivieren. Goldmann Verlag, 193

Lefcourt H. M. (2005) Humor. In: Snyder/Lopez (Hrsg.) Handbook of positive psychology, 619-631. Oxford University Press

Men's Health aus 2005. Download unter: http://www.menshealth.de/health/allg-gesundheit/koeln-ist-hauptstadt-des-lachens.9505.html

Provine Rober in: Bitte recht fröhlich! In: Geist und Gehirn 11/2008, 17

Ruch, Willibald (2007) The Sense of Humor: Explorations of a Person-ality Characteristic. Verlag Mouton de Gruyter

Schnall, S./Laird, J. D. (2003) Keep smiling: Enduring effects of facial expressions and postures on emotional experience. Cognition and Emotion, 17, 787-797. Download unter: http://www.dspace.cam.ac.uk/bitstream/1810/239304/1/Schnall%20%26%20Laird%20%282003%29.pdf

Sommer, Markus (2012) Lachen als Gesundheitsverhalten? Effekte von Lachen auf die physische und psychische Gesundheit – eine Zusammenfassung vorliegender Studien der letzten 25 Jahre, Diplomica Verlag

Spitzer, Manfred (2012), Digitale Demenz. Droemer

Svebak, S./ Romundstad, S./Holmen, J. (2010) A 7-year prospective study of sense of humor and mortality in an adult county population: the HUNT-2 study. Int J Psychiatry Med. 2010/40(2): 125-46

6. Menschen machen glücklich

Baumeister R. & Leary M.R. (1995) The need to belong: desire for interpersonal attachments as a fundamental human motivation. Psychologicl Bulletn, 117 (3), 497-529. Doi: 10.1037/0033-2909.117.3.497

Braun A. (2013) Wie Frauen Glück erleben. Freiburg i.Br. Herder

Bucher, Anton (2018) Psychologie des Glücks, Beltz Verlag

Diegelmann, C. (2007) (Hrsg.) Trauma und Krise bewältigen. Hör-CD mit Texten, Übungen und Gedichten zur Ressourcenstärkung. Reihe Leben lernen. Klett-Cotta Verlag

Floyd, K./Mikkelson, A. C./Hesse, C./Pauley, P. M. (2007) Affectionate Writing Reduces Total Cholesterol: Two Randomized, Controlled Trials. Human Communication Research, 33, 119-142

Havard Studie: https://www.adultdevelopmentstudy.org/datacollection

Migge, Björn (2018) Handbuch Coaching und Beratung: Wirkungsvolle Modelle, kommentierte Falldarstellungen, zahlreiche Übungen. Mit E-Book inside und Online-Material. Beltz Verlag

7. Glücklich mit Bewegung

Field, T., et al. (1986) Tactile-kinesthetic stimulation effects on pre-term neonates. Pediatrics, 77, 654

Keller, M. C./Fredrickson, B. L./Ybarra, O./Cote, S./Johnson, K./Mikels, J./Conway, A./Wager, T. (2005) A warm heart and a clear head. The contingent effects of weather on mood and cognition. Psychological Science, 16, 724-731

Mahne et al. (2017) Altern im Wandel. Zwei Jahrzehnte Deutscher Alterssurvey (DEAS), Springer Verlag

Maass, A. et al. (2014). Vascular hippocampal plasticity after aerobic exercise in older adults. Molecular Psychiatry. doi:10.1038/mp.2014.114

Roger, Ulrich S. (1984) View through a window may influence recov-ery from surgery. Science 1984. Download unter: http://www.majorhospitalfoundation.org/pdfs/View%20Through%20a%20Window.pdf

Sammi, R. C. et al. (2018) Association between physical exercise and mental health in 1·2 million individuals in the USA between 2011 and 2015: a cross-sectional study. The Lancet Psychiatry Volume 5, Issue 9, 739-746, September 01/2018

Seidenstricker I. (2020) Zeit für Neues – Wie Sie herausfinden, was Sie im Ruhestand machen möchten, dtv premium Verlag

Weinstein/Przybylski/Ryan (2009) Can Nature Make Us More Caring? Effects of Immersion in Nature on Intrinsic Aspirations and Generosity. Personality and Social Psychology Bulletin 2009. Download unter: http://www.selfdeterminationtheory.org/SDT/documents/2009_WeinsteinPrzybylskiRyan_Nature.pdf

8. Geistreich bleiben

Friedland Robert P. Download unter: https://www.wissenschaft.de/umwelt-natur/ein-wacher-geist-schuetzt-vor-alzheimer/

9. Die Arbeit als Glücksquelle

Bergner, Thomas (2010) Burnout-Prävention, Sich selbst helfen: das 12-Stufen-Programm. Schattauer Verlag.

Csikszentmihalyi, M./ Selega Csikszentmihalyi, I. (2000) Optimal experi-ence – Psychological Studies of Flow in Consciousness, Cambridge Uni-versity Press

Clark A.E. (1997) Job satifaction and gender: Why are women so happy at work? Labour Economics, 4, 341-372

Danish R. (2010) Impact of reward an recognition on job satisfaction and motivation: An empirical study from Pakistan. International Journal of Business and Management, 5, 159-167

Florit E. & Llados L. (2007) Evaluation of the effects of education on job satisfaction: Independent single-equation vs. Structural equation models. International Advances in Economic Research, 13, 157-170

Fragebogen: Allgemeine Arbeitszufriedenheit: Warr, P./Cook, J./Wall, T. (1979) Scales for the measurement of some work attitudes and aspects of psychological well-being. Journal of Occupational Psychology, Nr. 52, 129-148

Fragebogen: Arbeitsbezogene Gefühle ermitteln: Der Fragebogen beruht auf den Ergebnissen zahlreicher Studien. Siehe: Stride Chris/Wall Toby/Catley (2007) Measures of job satisfaction, organizational commitment, mental health an job-related well-being: A benchmarking manual. Chichester. Die ursprüngliche Version des Fragebogens wurde von Peter Warr in einem Aufsatz im Journal of Occupational Psychology (Nr. 60, 1990, S. 193-210) veröffentlicht

Haar J. et al (2014) Outcomes of work-life balance on job satisfaction, life satisfaction and mental health: A study across seven cultures. Jour-nal of Vocational Behavior, 85, 361-373

Kaiser L. (2007) Gender-jof satisfaction differences across Europe: An indicator for labor market modernization. International Journal of Man-power, 28, 75-94

Stride, C./Wall, T. D./Catley, N. (2007) Measures of job satisfaction, organizational commitment, mental health and job related well-being: A benchmark manual. Chicester. Zitiert nach: Warr, P./Clapperton, G. (2011) Richtig motiviert mehr leisten. Schäffer-Poeschl Verlag

Wrzesnieskif, A./Dutton, J. E. (2011) Job crafting and meaningful work

10. Beglückende Tätigkeiten

Baur E. & Schmid-Bode W. (2004) Glück ist kein Zufall. Die besten Methoden für ein erfülltes Leben. München. Gräfe & Unzer, Seite 79

Bimonte S. & Favalla U. (2014) Happiness and nature based vacations. Annals of Tourisme Research, 46, 176-178

Bruni L. & Stanca L. (2008) Watching alone: relational goods, televison and happiness. Journal of Economic Behavior and Organizations, 65, 506-528

Frey B. & Frey M. (2010) Glück: Die Sicht der Ökonomie. Zürich. Rüeg-ger

Haugan G. (2013) Self-transcendence, nurse-patient interaction and the outcome of multidimensional well-being in cognitively intact nursing home patients. Scandinavian Journal of Caring Sciences, 27, 882-893

Hills, P., Argyle, M., & Reeves, R. (2000). Individual differences in leisure satisfactions: An investigation of four theories of leisure motivation. Personality and Individual Differences, 28(4), 763–779

Meier S. & Stutzer A. (2008) Is volunteering rewarding in itself. Econo-mica, 75, 39-59

Whiteley P. (2004) The art of happiness: Is volunteering the blue print for bliss. London: Economic and Social Research Council

Ihre persönliche Glücksanalyse

Skala zur Lebenszufriedenheit: Pavot, W./Diener, E. (2009) Review of the Satisfaction with Life Scale. In: Diener, E. (Ed.), Assessing well-being: The collected works of Ed Diener, 101-117, Springer Verlag

Pavot, W./Diener E. (1993) Review of the satisfaction with life scale. In: Psychological Assessment, 5, 164-172.

Meine Zufriedenheit mit den Lebensbereichen: Nach Frank, R.: Wohlbefinden fördern. Positive Therapie in der Praxis. Download unter: https://www.klett-cotta.de/media/44/Buch10389_Frank_Wohlbefinden_Zusatzmat.pdf

Zum guten Schluss

Das Glas der Zeit, aus: Heß, Hans (Hrsg.) (2011) Erzählbar, 111 Top-Geschichten für den professionellen Einsatz in Seminar und Coaching. managerSeminare Verlags GmbH

Grimms Märchen für mehr Selbstbewusstsein, Mut & Hilfsbereitschaft

11 Tugenden zur Persönlichkeitsentwicklung psychologisch aufbereitet

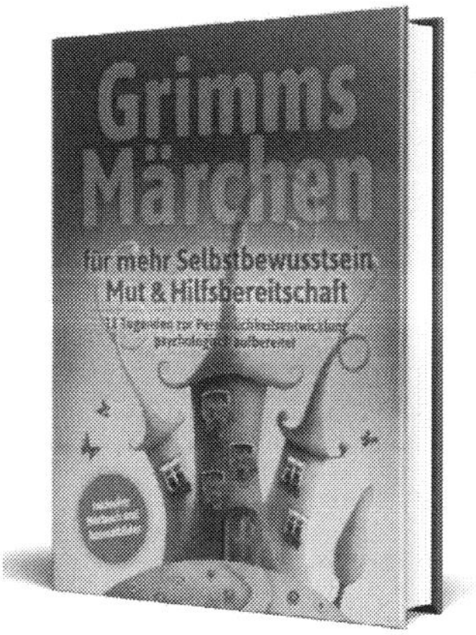

Erstmals gibt es ein farbig gestaltetes Märchenbuch, in dem ausgewählte **Grimms Märchen am Beispiel wichtiger Werte und Tugenden für Kinder** psychologisch aufbereitet werden Autorin Mag. Dr. Beate Guldenschuh-Fessler, Diplom Psychologin, Verhaltens- und Lehrtherapeutin, legt bei jedem der elf Märchen den Fokus auf eine andere wichtige Tugend, die für die Persönlichkeitsentwicklung von Kindern von Bedeutung ist.

Erklärungen, Zitate von Kindern und Reflexionsfragen zu den Werten und Tugenden sollen die Kinder zum Nachdenken anregen. Zu jedem Märchen gibt es ein Ausmalbild sowie eine Hörbuchdatei, die den Text genau wiedergibt. Alle Ausmalbilder und Hörbuchdateien sind mittels QR-Code downloadbar. Dieser multimodale Aufbau ermöglicht die Verwendung dieses Kinderbuches als Vorlesebuch, Lesebuch, Hörbuch, Arbeitsbuch und Malbuch.

Nutzen Sie die faszinierende Welt der Grimms Märchen und vermitteln Sie Ihren Kindern Werte, die im Leben eines jeden Menschen von besonderer Bedeutung sind!

Der QR-Code zum Taschenbuch:

Jeden Tag glücklich!

Positive Psychologie für mehr Glück und Lebensfreude (199 Praxis-Tipps)

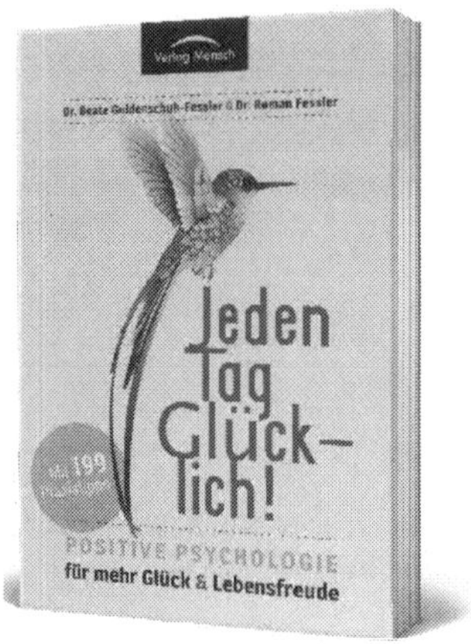

- Sie möchten ein glückliches Leben führen?
- Sie wollen mehr Lebensfreude verspüren?
- Sie möchten Übungen kennenlernen, mit denen Sie Ihr Glücksniveau steigern können?

Dann sollten Sie sich die Erkenntnisse der Positiven Psychologie zunutze machen.

Denn durch bestimmte Verhaltensweisen können Sie bis zu 40 Prozent Ihres persönlichen Glückniveaus selbst beeinflussen! Auch und gerade in Krisen und schwierigen Alltagssituationen ist durch einfache psychologische Übungen eine Steigerung Ihres Glücksempfindens und Ihrer Lebensfreude möglich.

Das Buch enthält 199 psychologische Tipps und Übungen sowie 21 Tests und Fragebogen zur Selbstreflexion samt Download-Links und QR-Codes zum Ausdrucken.

Erhältlich auf Amazon als E-Book, Taschenbuch oder als gebundene Ausgabe unter: bit.ly/Jeden-Tag-glücklich

Der QR-Code zum Buch:

Glaubenssätze

Ihre persönliche Formel für mehr Glück und Erfolg

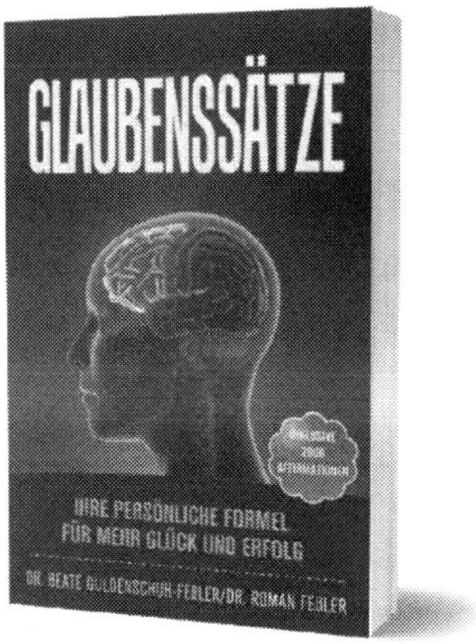

Identifizieren Sie Ihre einschränkenden Glaubenssätze und lernen Sie, wie mit positiven Affirmationen glücklicher und erfolgreicher werden.

Das Buch enthält zudem **2.000 Affirmationen aus über 40 verschiedenen Lebensbereichen** (z. B. Frieden und Harmonie, Körper und Gesundheit, Kraft schöpfen, Liebe und Beziehungen, Selbstwert und Selbstliebe, Wohlstand und Erfolg), die Sie für sich individuell anpassen können.

Erhältlich als E-Book und Taschenbuch auf Amazon unter: bit.ly/Buch-Glaubenssätze

Der QR-Code zum Taschenbuch:

Das große Tagebuch der Dankbarkeit

für mehr Glück, Achtsamkeit & positives Denken
Mit vielen psychologischen Tipps

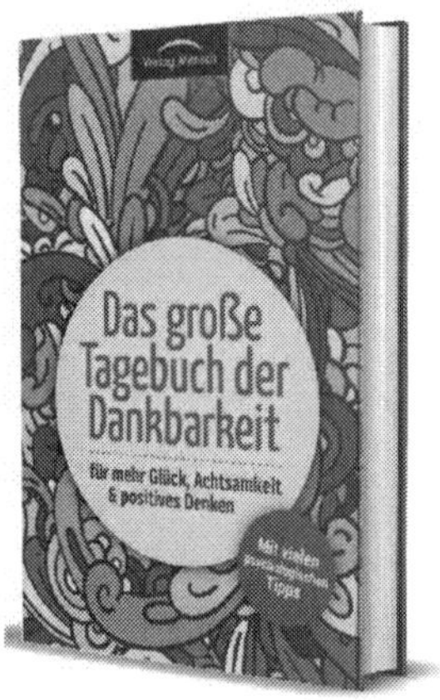

Das Streben nach Glück ist für uns Menschen das wünschenswerte Lebensziel Nummer eins. Psychologische Studien beweisen, dass das Führen eines Dankbarkeitstagebuches unser Glücksniveau steigern und unseren Geist und Körper positiv beeinflussen kann.

Neben ausreichend **Platz für Ihre Tagebucheintragungen** erhalten Sie **psychologisches Hintergrundwissen** zum Thema Dankbarkeit. Sie erfahren unter anderem:

- Mit welchen Übungen Sie Ihr Dankbarkeitsempfinden erhöhen können.
- Wie Dankbarkeit helfen kann, Ihre Zufriedenheit und Ihr Glücksniveau zu steigern.
- Wie Ihnen Dankes-Affirmationen helfen, positive Gedanken zu entwickeln.
- Wie Sie Dankbarkeit nachhaltig in Ihrem Leben verankern können.

Ein Tagebuch für mehr Freude, Zufriedenheit und Glück und auch **ein schönes Geschenk für Ihre Lieben.** Exklusiv erhältlich auf Amazon als Taschenbuch oder Hardcover.

Geschenkbücher zum runden Geburtstag

Für Frauen:

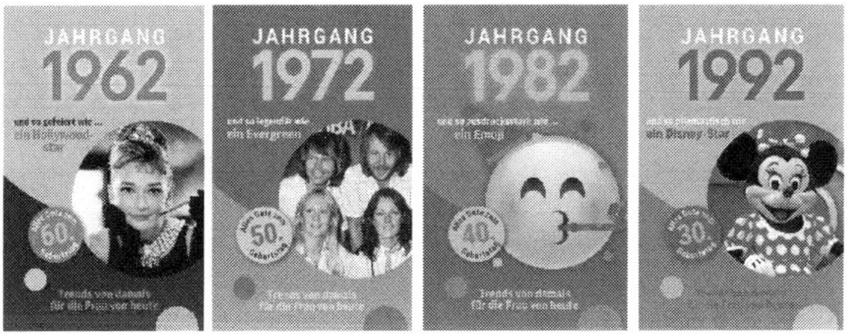

Für Männer:

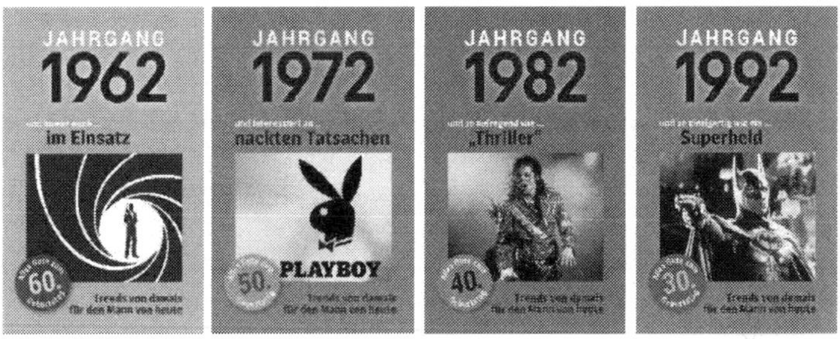

Schenken Sie Erinnerungen an das Geburtsjahr. Eine spannende Reise zu den Trends von damals für die Frau und den Mann von heute.

Die ideale Kombination aus Glückwunschkarte und interessanten Ereignissen aus dem jeweiligen Geburtsjahr.

Farbige Abbildungen führen auf eine kurzweilige Zeitreise durch das Geburtsjahr. Alle Jahrgänge enthalten originales Download-Material aus dem jeweiligen Jahr, wie zum Beispiel Original-Rezepte oder Original-Schnitte.

Die Geburtstagsbücher sind exklusiv auf Amazon erhältlich.

Impressum

Hurra! Endlich 60! Zehn Dinge, die jede Frau mit sechzig glücklich machen

Autorin: Nadja Kühnlieb

www.verlagmensch.com / info@verlagmensch.com
Dr. Roman Feßler LL.M.
6900 Bregenz - Österreich, Bregenzer Straße 64
Umschlaggestaltung: Ingeborg Helzle Grafikdesign
Cartoons: Roman Feßler

1. Auflage 2022

Printed in Poland
by Amazon Fulfillment
Poland Sp. z o.o., Wrocław
13 September 2022

a71871ca-3539-4ea6-86a7-924e62741593R02